＼アプローチのヒントがみえる／

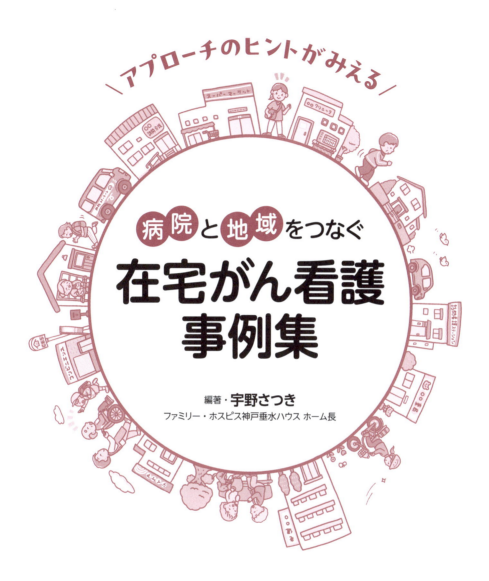

病院と地域をつなぐ
在宅がん看護事例集

編著・**宇野さつき**
ファミリー・ホスピス神戸垂水ハウス ホーム長

へるす出版

序文

　この本を手に取ってくださり，ありがとうございます。

　この事例集は，在宅がん看護に関心のあるメンバーが定期的に事例検討会を行うなかで得られた学びや気づきを，何とか事例集にまとめて，多くの方々に伝えられないか，役立てることはできないか…と長年願い続けてきたことが形になったものです。

　私たちは仕事を通して，何百人，何千人という患者や家族に出会います。そのなかでは似たような人はいても，一人として全く同じ経過や対応になることはありません。そのため実際の臨床現場では，なかなか教科書やマニュアルどおりにはいきません。筆者らも看護師として，あるいは一個人としても，さまざまな経験を積み，それなりに勉強も重ねてきましたが，いつも迷いや悩みは尽きません。なぜなら病気や障害だけでなく，生活や価値観も個々に異なるため，多面的で複雑なその人のLIFE（＝命，人生，生活）と医療・ケアとのバランスを取りつつ，ケアをデザインする必要があるからです。対応困難な事例に出会うと，「こんなとき，ほかの人はどうしているんだろう？」と皆さんも思ったことがあるのではないでしょうか。

　困ったり悩んだりしたときなど，仲間と共にカンファレンスや事例検討を行うと，自分たちのかかわりを客観的に見直したり，患者や家族の理解が深まったり，「なるほど，その手があったか！」と新たなヒントを得られることもあります。時に「自分たちなりによく頑張っていたんだ」と癒しになったり，「次の事例ではぜひ取り組んでみよう」と勇気づけの機会になることもありました。

　今回，月刊誌『在宅新療0-100』で「事例から読み解く 在宅がん看護のレシピ集」として2017年1月〜2019年7月まで連載した事例から厳選し，臨床現場でよく出会うケースから，複雑で対応困難なケースまで幅広く取り上げ，リニューアルしてまとめました。加えて，理解をより深めたり，ほっこりするエピソードなどをコラムとしてちりばめました。

　この事例集のさまざまなヒントは，がんだけでなく，認知症や慢性疾患など幅広い場面で活用してもらえると思います。また訪問看護師だけでなく，病院や施設で働く看護師はもとより，がん患者にかかわるすべての医療・介護に従事する人のお役にも立てたらと願っています。ぜひ似たようなケースから課題を紐解き，アプローチするヒントやコツを見つけて活用してください。

　この事例集は，例えるならお料理のレシピ本のようなもので，大事なポイントを押さえたら，あとはそれぞれの地域や状況でアレンジしていただき，ぜひオリジナルのレシピを作ってもらいたいと思っています。

　私たち医療者がどのように患者・家族にかかわるかは，その人の人生にも大きく影響します。一人ひとりに真摯に向き合ううえで，この本がほんの少しでも勇気づけになり，患者・家族だけでなく，みなさんの笑顔にもつながれば幸いです。

2025年1月

宇野さつき

編集委員

◎ **宇野さつき**　ファミリー・ホスピス神戸垂水ハウス ホーム長／がん看護専門看護師

柏谷優子　辻仲病院柏の葉 看護部長／緩和ケア認定看護師

倉持雅代　青戸訪問看護ステーション／緩和ケア認定看護師

田代真理　高知県立大学看護学部 准教授／がん看護専門看護師

濱本千春　YMCA訪問看護ステーション・ピース 所長／がん看護専門看護師

※五十音順
※◎は編集代表

執筆・事例提供

板垣友子	昭和大学病院消化器センター 係長
伊藤奈央	岩手医科大学看護学部 准教授／がん看護専門看護師
宇野さつき	ファミリー・ホスピス神戸垂水ハウス ホーム長／がん看護専門看護師
柏谷優子	辻仲病院柏の葉 看護部長／緩和ケア認定看護師
川村幸子	のぞみの花クリニック 看護師長／緩和ケア認定看護師
倉持雅代	青戸訪問看護ステーション／緩和ケア認定看護師
田代真理	高知県立大学看護学部 准教授／がん看護専門看護師
長澤昌子	岩手医科大学附属病院 教員・看護師長／緩和ケア認定看護師
濱本千春	YMCA訪問看護ステーション・ピース 所長／がん看護専門看護師
平澤利恵子	くくる花巻訪問看護ステーション 統括所長／訪問看護認定看護師
萬徳孝子	岩手医科大学附属病院 主任看護師／緩和ケア認定看護師

※五十音順

本書の「事例」の読み方

　本書の「事例」では，訪問看護師やかかわった医療者，他専門職が個々の架空事例で困った場面と，その困りごとに向き合って患者のニーズに応えようと考察したケアの場面を提示します。読み進めることで，事例それぞれの困りごとと解決に向けてのヒントを学べるように構成しています。

 事例を理解する視点　　事例を読む際に留意してもらいたいポイントを，各事例の前に示しています。

 経過の見える化　　事例経過を，出来事や介入のポイントがつかみやすいように可視化しています。

療養経過

　各事例の療養経過や介入の経過，情報を記載しています。ポイントとなる文章・出来事には番号付きのマーク（❶❷❸❹）を示し，その番号に対応した解説を以降の項目で記載しています。

訪問看護師がケアで困った場面

　在宅医療・訪問看護でかかわる事例は，複数の課題が同時に存在している場合が少なくありません。前出の「療養経過」の文中に示された事例ごとのマーク（❶❷❸❹）は，それぞれ困りごとの場面／ポイントを示しています。ここではそれぞれの見出しにも番号付きのマーク（❶❷❸❹）を付けて対応させ，困りごとの詳細を解説しています。

困りごとから患者のニーズを知り，ケアを考える

　事例における困りごとは，裏返せば患者や家族の訴え，ニーズの表出でもあります。「ケアで困った場面」（❶❷❸❹）で解説された内容に対応し，同一のマーク（❶❷❸❹）を付けた見出しごとに，困りごとからみえてくるニーズへの気づきや実際のケアにつき解説しています。

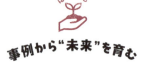 事例の前に示したポイントへのアンサーとなる項目です。事例から読み解いた多くの事柄が，一般化・普遍化された知・情報となるよう，解説付きで提示しています。事例を通じて得た学びが，未来の事例に応用できるためのヒントとなることを狙いとしています。

contents

I章
在宅療養支援における症状マネジメント

総論 …… 2

事例

① 在宅療養中の肺がん患者の呼吸困難に向き合う ……………… 7
② 終末期の浮腫と治らない褥瘡を多職種でケアする …………… 15
③ 痛みを抱える終末期がん患者の全人的苦痛と向き合う ……… 22
④ がんの痛みを多施設・多診療科の連携で看る …………………… 29
⑤ 治療抵抗性となった終末期がん患者が抱える
　　苦悩と苦痛に向き合う ……………………………………………… 35
⑥ 術後回復プロセス，併存症に寄り添いながら，
　　生きる意欲をどう支えるか ………………………………………… 42

II章
複雑な背景をもつ対象へのかかわりを知りたい

総論 …… 50

事例

① 夫婦共に認知症の在宅療養を支援する …………………………… 55
② 夫婦共にがんの家族を在宅で支える ……………………………… 61
③ 身寄りのない単身者を多職種の連携と協働で支援する ……… 67
④ 主介護者が精神疾患を抱えているがん患者と支援チームへの
　　サポートを考える …………………………………………………… 74
⑤ 最後まで治療を続けたいがん患者を，
　　最期まで自宅で支援できます ……………………………………… 82

Ⅲ章 制度・仕組みを知り，活用する

総論 … 90

事例

① 高齢者施設職員の看取りに対する不安を解消するかかわり ……… 96
② 働くがん患者を支える ……… 103
③ 医療圏が変わる転居後でも継続できる医療連携を築きたい ……… 110
④ 介護保険対象外となる若年がん患者の在宅看取りを支える ……… 117
⑤ その人にとって本当に必要な支援は道具なのか？人なのか？
　かかわりを見極める ……… 125

Ⅳ章 医療職・介護職と連携したい

総論 … 134

事例

① 地域包括ケアシステムを支える病院の看護師として
　地域連携のハブをどう担うか ……… 139
② 患者の求める療養生活を医療圏の異なる他施設と
　医療連携で支える ……… 146
③ 高齢進行がん患者の経過に寄り添い，継続看護と地域連携で
　希望を支える ……… 152
④ 緩和ケアに不慣れで不安の強いかかりつけ医を
　地域の医療職で支え合う ……… 158
⑤ 家で死にたい独居男性と，入院を勧める主治医の橋渡し ……… 163

在宅での看取りを知りたい・支えたい

総論　170

事例

1. 認知症・独居・がんの患者の在宅看取りをかなえる ……………… 175
2. 「独居・高齢・がん・家族のかかわりゼロ」の在宅退院
   病院側の工夫と課題 …………………………………………………… 182
3. 認知症終末期がん患者の希望と在宅医療でのcureとcare ……… 189
4. 複雑な家族関係のがん患者を家で看る ……………………………… 196
5. 療養の場の特色をどのように生かし，看取るか …………………… 203
6. 小児のがん患者，自宅で最期まで家族と一緒に過ごす …………… 209

column

- 呼吸困難にはモルヒネしか効かない!? ……………………………… 14
- 医療用麻薬が施設入所の妨げになる!? ……………………………… 20
- NRS10の説明できますか? …………………………………………… 28
- 看取りにまつわる不思議な体験 ……………………………………… 73
- ケアする人ほどケアが必要 …………………………………………… 79
- 全国に広がる若年がん患者の在宅療養支援事業 …………………… 87
- 看取りの過程を安心して学べる職場環境の整備を ………………… 102
- 命もお金も大事です …………………………………………………… 109
- Now's The Time ……………………………………………………… 116
- 障害福祉サービスの情報収集のアンテナを張ろう ………………… 124
- 障害年金は誰のための制度? ………………………………………… 132
- 成年後見制度をうまく活用しよう …………………………………… 145
- 訪問看護の入り方 エトセトラ ……………………………………… 156
- 保険制度の枠を超えて患者のニーズに応える ……………………… 162
- もともとの関係性を大切にしましょう ……………………………… 180
- 人が死ぬということ …………………………………………………… 188
- コミュニケーションがスピリチュアルペインのケアになる ……… 202
- 意思決定支援は日頃のコミュニケーションが肝 …………………… 207
- 小児患者の経済支援 …………………………………………………… 216

Ⅰ章

在宅療養支援における症状マネジメント

総論

症状マネジメントの基本

　症状マネジメントは患者の全人的な（身体・精神・社会・スピリチュアルな側面から）苦痛を軽減し，生活の質を高めるための包括的な取り組みである．療養の場にかかわらず，症状マネジメントの基本は以下の5つの要素から成り立っている．

1 症状の的確な把握と評価

　症状は主観的なものであるから，まずは患者の訴えを丁寧に聴くことが大切である．なるべく患者自身の言葉の表現のまま聴くことは大切だが，自身の症状を言葉にして他者に伝えることは容易ではない場合もあり，医療職が系統的な問診を心がけるとともに客観的にも情報収集する必要がある．

　①症状が感じられる場所や部位（どこに），②症状の性質（どんな：鋭い/しびれる/鈍い/持続的など），③程度（軽度から高度まで，評価スケールで程度の数値化など），④経過（いつから出現/悪化しているか），⑤パターン（日内変動：〇時に/食後に/〇〇すると出現するなど），⑥生活への影響，⑦現在行われている症状緩和治療（薬剤など）の効果，⑧症状の軽快因子・増悪因子，⑨症状の意味（疾患悪化のサイン/もうだめ/迷惑をかけて心苦しいなど），患者の状態に応じて①〜⑨のすべてではなくてもこのようなことが確認できるとよい．併せて，聴診や打診のほか，症状のある部位は直視下で皮膚の色調や腫脹の有無なども確認し，触れてみることで熱感や知覚変化の有無なども確認できるので心がけたい．そして患者から確認できた情報と各種の検査データ（血液や尿の検査，画像検査）を照らし合わせて，症状の出現と患者の訴えに矛盾がないか確認することも忘れず実施する．

2 原因の特定と対応

　問診と身体所見の確認により症状が的確に把握できると，その原因が特定できるが，その際に各種の検査データの解釈については医師の所見を参考にして，共に原因とその対応が考えられるとよい．症状の原因に応じて苦痛緩和のための治療的介入が明確になるが，がん患者の場合は原因そのものへの治療自体が困難なこともあるため，対症療法としての治療的介入と併せて看護独自の介入も心がけたい．

3 症状緩和のための多職種連携

　症状緩和に際してチームアプローチは重要である．専門家のみならず非専門家も含め，患者を支える人々で共有する目標に向かって連携することで症状緩和も可能になると考える．人は誰もが自分自身のすべてをさらけ出して他者と向き合うことはなく，患者も相手に応じた対応や自己開示をしているのだとすると，多面的に患者をとらえるためには複数

の視点を集めたほうがよい。それぞれの専門性を尊重し，非専門家も含めてそれぞれの視点から情報を持ち寄って，症状緩和が患者の臨むカタチで実現できるように協働したい。とくに，在宅療養支援チームは異なる組織の協働によって成り立っているため，遅滞なくタイムリーに情報共有できるような記録や情報共有の工夫などにも配慮できるとよい。

総論

④ 患者や家族の理解と協力

　患者と家族が症状マネジメントの意義を理解し，積極的に取り組むことは重要である。日常生活を否応なく変化させてしまうような苦痛症状は，患者の生きる意欲をも減弱させる。患者とその家族が症状を理解し，自分たちにも症状緩和ができると感じられることは，病の体験のなかにあって自己効力感や自己コントロール感を向上させることになり，それが生きる意欲の減弱を阻む力になる。そのため看護師をはじめ医療チームは，患者と家族が症状マネジメントに参加できるよう，必要な情報提供や症状緩和のための教育を提供することが肝要である。また，症状マネジメントのためのコミュニケーションは非常に密度の濃いものになることから，患者や家族との信頼関係を築くことにもつながるだろう。

⑤ 継続的なモニタリング

　症状や患者の身体状況は病の経過とともに変化するため，定期的な症状評価と対応の見直しが必要不可欠である。そのため患者の状態を経時的にモニタリングし，症状の変化に合わせて柔軟に対応することが求められる。症状緩和が思うように得られない場合には，原因の再検討や緩和治療の見直しを行う必要があるし，状況が許す場合には緩和医療の専門家へのコンサルテーションも検討できるとよい。

在宅療養支援における症状緩和の特徴

　在宅療養中の症状マネジメントは，専門職不在の生活の場で，医療受益者である患者と家族が主体的かつ積極的に参画して行われるという特徴がある。そのため，患者と家族の生活リズムに応じた症状緩和の方略を模索する必要があり，患者と家族が主体的に症状緩和に参画できるようなセルフマネジメントのための教育や支援が求められる。専門職は患者のセルフマネジメントを補完し緊急時対応などの危機管理への配慮をしたうえで，医療・福祉サービス事業者の連携も欠かせない。

① 患者と家族の生活リズムに応じた症状緩和の方略

　症状マネジメントはどんなときでも症状を有する患者に応じた症状緩和の方略が採択されることは当然のことだが，それでも病院では薬剤のもっとも効果的な時間，かつ業務の合理性などから症状緩和の方法が決定される。例えば，使用する薬剤の半減期や血中動態から服薬時間や投与間隔が決定されるし，投与薬剤のカートリッジ交換や貼付剤の貼り換え時間などはスタッフの業務との関連で決定される。それに対して在宅療養では，患者や家族が主体的に症状緩和を進めていくこともあって，患者と家族の生活リズムや価値観を優先して症状マネジメントの方略が決定される必要がある。もちろん症状緩和に使用する

薬剤が効果的に使われることは大切ではあるが，生活のなかで症状緩和を図って暮らしが維持できなければならず，まだ起床もしないタイミングで服薬時間を設定するなどは現実的でないことは明らかである。したがって，等間隔で服用しなければならない薬剤などは，何が何でも等間隔とするのではなく，可能なかぎり等間隔にできるように患者の生活時間に応じた服用時間にすればよいし，患者と家族が難しくなく取り扱える症状緩和の方法を選択すればよい。このように服薬時間や投与方法を柔軟に調整し，患者や家族が大切にしていることなどにも留意して介入することで，支援の関係も良好になり，患者と家族の安心感も確保できる。

2 専門家不在で進める症状のセルフマネジメント

　前述のとおり，患者自らの参加で症状緩和を達成することの意義は大きい。在宅療養では専門職不在のなかでこれに臨まなければならないことから，症状の理解や評価・症状緩和の方法などについて患者と主たる支援者である家族が十分に理解しておく必要がある。

　したがって専門職である看護師は，患者と家族の生活リズムや大切にしていることなどを理解したうえで，症状マネジメントのセルフケアについて，その個性に基づいたカタチで指導をする必要がある。とくに症状評価と医療者との評価内容の共有は重要で，定時およびレスキュー薬剤の使用時間や使用時の症状の程度・性質などは記録に残してもらうように指導することを忘れてはならない。そのうえで薬剤の効果についても症状軽減を感じた時間を含めて記録するように指導する。医療者は，患者（家族）の残した記録を訪問時などに確認することで，時差を経て症状マネジメントに問題がないかを確認していく。

　このような患者による自記式の症状評価では，製薬会社によって無償提供される『痛み日記』などのような小冊子が活用できる。主に鎮痛薬を販売する製薬会社ではおおむねこのような自記式の評価ツールを用意しているので，病院や調剤薬局などに申し出て手に入れるとよい。記録された症状とそのマネジメントの経過は，在宅療養を支える多職種チームの各職種が同じ視点で評価を共有できるので症状マネジメントには有益である。

3 緊急時対応などの危機管理への配慮

　在宅療養における症状マネジメントでは，急激な状態変化や予期せぬ事態に備えて，緊急時の対応策をあらかじめ準備して指導しておくことや，緊急時連絡体制を明確にしておくことが肝要である。患者の病状や症状マネジメントに使用している薬剤などから，予測される状態変化については主たる介護者である家族に指導し，慌てずにまずは家族だけで対応できる策などを準備しておく。そのうえで第一報を入れるべき専門職が誰であるのか，その連絡先を明示してわかりやすい場所に掲示するなどできるとよい。また，緊急時の受け入れ先となる医療機関の確保もあらかじめ準備しておく。その際に在宅療養支援チーム側の医療機関との連絡窓口は，訪問診療医や訪問看護師が担うことが多く，患者からの第一報を受けてから相談することで，緊急受け入れ先である医療機関に提供する情報に不足がないよう連携できるようにしたい。危機管理についての指導では，とくに家族は負担や不安を感じることがあるだろう。指導においては，家族が過剰な不安や心配を抱かないような配慮も心がけながら臨みたい。

④ 医療・福祉サービスの連携

　在宅療養では，医療サービスだけでなく，介護・福祉サービスなども適切に組み合わせながら症状マネジメントが進められるとよい。患者の病期によって現れる多彩な症状は全人的な苦痛であり，症状によって生じる暮らしの変化に対応することも症状マネジメントの一環である。ケアマネジャーによるケアプランの作成では，このような点に配慮して必要な福祉用具の活用や，介護職による暮らしの支援なども導入されることもあろう。さまざまなサービスを組み合わせたり，折々に各専門職・非専門職が協働して介入することで症状マネジメントの質は向上する。

症状緩和の限界

① 医療資源の制約と難治性の症状

　がん患者の症状はがんの進行によって変化するのは当然のことだが，出現する症状は病期が進行すると多彩になり，それらが複雑に影響し合いながら現れるために原因が特定できなかったり，原因そのものが取り除けないことが少なくない。そのような場合には，患者・家族と相談しながら，原因検索を症状緩和のアプローチへの反応によって判断したり，対症療法的なアプローチを行うことになるが，十分な症状緩和がなし得ない場合でも医療者は患者・家族には誠実に向き合い続ける必要がある。また，在宅療養では症状マネジメントに使用できる医療資源に制約があるために，患者の満足が得られる症状緩和ができない場合もある。例えば，特殊鎮痛法としての神経ブロックや硬膜外鎮痛法，悪性腹水に対する腹水濾過濃縮再静注法（cell-free and concentrated ascites reinfusion therapy；CART）などがこれにあたるが，そもそも症状緩和の経過を医療者が同時観察することが難しい在宅療養では，新規薬剤の導入や投与量の調節にも特段の配慮が必要であり，変動の大きい症状などのマネジメントには困難があるともいえる。

② 患者・家族の希望と専門家の判断の差異

　患者・家族の治療や症状マネジメントに関する希望と，医療者の専門的な判断が一致しないことや，患者と家族の希望が一致しないことがある。例えば患者・家族は積極的に強い薬剤を使用しても原因治療することを希望し，医療者が身体状況から積極的治療よりも症状緩和を優先すべき時期であると判断するなどである。

　もちろん治療期であっても苦痛症状のマネジメントは並行して行われる必要があるが，病の経過と症状にはある種の相関関係があり，原因（がん）治療と症状緩和の両立が患者にとって高リスクだと判断せざるを得ないときもある。このような希望と判断の差異は視点の違いであり，またこれは当然の差異ではあるが，その差異を埋めるコミュニケーションを怠ってはならない。

　患者・家族と医療者間でも，患者と家族間であっても，医療者はそれぞれの希望や意向がどのような思いや価値観から生じているものであるのかに関心をもって，発信された言葉の背景や真意をくみ取るために，丁寧なコミュニケーションを重ねられるようでありた

い。
　そうすることで共通の理解と合意を見出していくことが大切である。

3 倫理的葛藤
　がん患者の在宅療養における症状マネジメントで，医療者が倫理的な葛藤を抱く場面は少なくない。前述した患者・家族の希望と医療者の判断の差異や，症状緩和の限界もこれにあたるが，さらに病期も後半になれば生命の危機と症状マネジメントの関連を考えなければならないこともあるだろう。よくあるのは経口摂取困難と輸液の選択などで，渇きという症状のつらさを緩和したくとも輸液は効果的ではないが，だからといって輸液をしないことによる生命予後の短縮化をどう考えればよいかという葛藤である。医療者にとってもそうだが，家族にとっても倫理的葛藤は大きく，こうした問題を家族だけの選択に委ねるのは酷なことである。また，出血のコントロールができない身体状態にある患者の貧血症状の緩和に対する輸血や止血治療なども悩ましい問題で，いつまで輸血すればよいかといった葛藤の解決策など存在しない。医療者の視点で考えれば無益な治療であっても，患者・家族にとっては無益として切り捨てたりあきらめたりはできないこともあるだろうと思う。つまり，治療選択同様に症状マネジメントにおいても，それは何を目的に行うのか，どのようなことに価値を置いているからの希望や選択であるのかを，医療者は把握するために丁寧なコミュニケーションを重ねなければならない。そのうえで，在宅療養を支援する多職種チームで十分な検討をして，適切な対応を見出していく必要がある。

〈柏谷優子〉

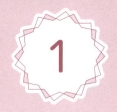

在宅療養中の肺がん患者の呼吸困難に向き合う

> **はじめに**

　呼吸困難は患者にとって死を身近に感じさせてしまうような苦痛症状の1つである。一般にがん患者の46～59％が中等度から重度の呼吸困難を自覚しており，死亡の10～3日前には呼吸困難の頻度はさらに高まるといわれている[1]。そして，呼吸困難はがん患者において仕事や歩行などの身体活動のみならず，気分や意欲などの精神活動を障害すること，抑うつや不安と関連すること，生きる意欲と負の関連を示すことなどが明らかにされている[1]。在宅において，呼吸困難の増悪は患者や家族の不安を増大させ，在宅療養の継続を困難にしてしまう。実際，薬の使用だけでは患者の息苦しさがとれないことも多く，何度も緊急電話や訪問による対応が必要であったり，それを待てずに救急車を呼ぶケースもみられる。呼吸困難は「不快な呼吸感覚という患者の主観的な体験[1]」である。そのため，酸素飽和度（SpO_2）などに異常を認めなくても，「息苦しい」という患者の訴えに向き合い，症状緩和を図ろうとする姿勢が大切になってくる。病だけではなく，呼吸困難を訴える背後にある患者の生活そのものをみていかなければ，一緒に暮らす家族などの不安も増し，それによってさらに患者の呼吸困難が強まるという悪循環になりかねない。
　呼吸困難のある在宅がん患者の事例から，その対応を考える。

 事例を理解する視点

- ☑ 患者の「息が苦しい」という訴えはどのような意味をもっているのか
- ☑ 食事，保清，移動，排泄などの生活動作のなかに，呼吸困難を緩和できる工夫はないか
- ☑ 一緒に暮らしている家族はどのような状況か
- ☑ どうやっても呼吸困難の訴えが取れないときの対応をどうするか

 事例から学ぶトピック・ニーズ

呼吸困難，ADL，症状の意味・背景要因

事例紹介

- 鈴木さん：60代，男性
- 疾患名：右非小細胞肺がんの末期，胸壁浸潤，突発性間質性肺炎

家族状況

　妻と一軒家に2人暮らし。もともと鈴木さんの母親と同居しており3人暮らしだったが，脳梗塞で倒れた母親を4年前に自宅で看取って以来，夫婦2人で暮らしている。子どもはおらず，これまで鈴木さんが大黒柱として家族を支え，妻はパートをしながら家事全般を担っていた。夫婦関係は良好であるが，鈴木さんは亭主関白な部分があり，妻は鈴木さんの指示に従う傾向が強い。

身体状況

訪問開始時

- トイレ，食事以外はほとんどベッド上で過ごしている
- 動作時の呼吸困難，右肩〜前胸部の痛みの訴えあり
- 症状に対しMSコンチン®0mg/回（1日2回），リリカ®カプセル75mg/回（1日2回），プレドニン®5mg/回（朝1回），ドグマチール® 60mg/回（1日3回），オプソ®5mgが処方されている
- 便秘に対し酸化マグネシウムとラキソベロン®が処方されており，自己管理中
- SpO_2：93％前後，在宅酸素療法（1〜3L/分，流量は自己コントロール中）
- ゆっくりと歩行は可能，トイレや浴室，リビングなど室内の移動は自立
- 保清は妻が適宜清拭を実施
- 食欲不振あり，るい痩が進んでいる

社会資源

- 訪問診療・訪問看護利用
- 介護保険未申請（介護用ベッドは母親の残したものがあり）
- 会社員であったが体調不良のため2年前に退職
- 経済的な不安の訴えはなし

経過の見える化

3年前	7カ月前	介入開始	2カ月後	3カ月後	5カ月後
右肺がん 右下葉切除術施行	新規肺がんによる 胸壁浸潤, 骨転移	訪問診療, 訪問看護導入	症状悪化にて 緊急入院	退院後, 在宅療養	自宅で永眠

鈴木さんの療養経過

介入開始まで

　約3年前に右肺がんと診断され，右下葉切除術を施行。術後化学療法が検討されたが，間質性肺炎が認められ，間質性肺炎の急性増悪を警戒し，話し合いの結果，化学療法は実施せずに経過観察となった。初回治療から3年を経過したころから呼吸困難や右肩の痛みが出現し，徐々に増悪したため，受診・検査の結果，新規肺がんによる胸壁浸潤，骨転移があることが判明した。鈴木さんの希望もあり化学療法を試みたが副作用のため断念。骨転移病変に対してのみ，緩和目的に放射線照射を実施した。外来通院にて，痛みに対してはオピオイドでコントロールを図り，呼吸困難に対しては在宅酸素療法を実施していたが，在宅療養中の本人の不安が強く，緊急受診も頻繁になってきたため，病院からの依頼で訪問診療・訪問看護が導入された。

介入開始後

　訪問開始時鈴木さんは，痛み，倦怠感，呼吸困難などを訴え，「人と話すのはしんどい」「来てもらっても，どうせ，よくならないんだから…」といらいらした様子で訴え，医療者が家に入ることに対しては否定的な感じであった。そして，妻が家での内服管理などについて鈴木さんに代わって説明していると，「違う」と妻に強い口調であたっている様子もみられた。その反面，何をするにも妻を呼び，妻がそばにいないといらいらしていた。鈴木さん，妻の意向を尊重しながら，訪問診療は薬の処方を中心に2週間に1回，訪問看護は，本人の負担にならない程度に1週間に1回程度様子をみることになった❶。

　在宅医と連携しながら，症状マネジメントに取り組み，少しずつ鈴木さんとの信頼関係が構築されてくると，治療やケアの提案を受け入れてもらえるようになった。しかし，「動くと息が苦しくなってしんどい」という訴えは持続しており，鈴木さんの「もう死にたい」といった発言や妻への強い態度は続いた❷。

緊急入院後から看取りまで

　訪問開始2カ月後くらいから高熱がみられるようになり，鈴木さん・妻の不安はピークに達し❸，救急搬送され入院した。検査の結果，肺炎の悪化，胸水の貯留が認められ，大学病院で治療を受けて，退院することとなった。緩和ケア病棟も勧められたが，「とくに治療がないのであれば，家で過ごしたい」という鈴木さんの希望によって，退院となった。しかし，自宅でも徐々に呼吸困難が増強していき❹，最終的には薬を使いながら眠ることを選択し，自宅で永眠された。

訪問看護師がケアで困った場面

1. 呼吸困難のために日常生活のセルフケアレベルが低下しているが他者の介入を拒否する

　体動時など SpO₂ を測りながら鈴木さん自ら酸素流量を調整しないと不安があった。食事は麺類かパンが多く，寝ているだけだから食事は必要ないと不規則であった。しんどいとマウスケアもしないことが多く，口臭や口腔内汚染がみられた。下剤は自己管理していたが管理方法は不明瞭な部分が多かった。トイレが近くなるからと水分も控えており，便秘傾向にあったため，排便時の呼吸困難が増強していた。

　倦怠感や呼吸困難が強く，シャワー浴はほとんどできておらず，お風呂は好きだが怖いと拒否していた。保清は，調子のよいときに妻の手を借りて清拭を行っており，他者の介入には拒否的であった。

　几帳面な性格で，薬の管理や周囲のものの整理など，どんなに呼吸困難が強くても自ら行おうとする傾向があった。残薬の数がばらばらであったり，内服薬の飲み間違いも認められたため，一包化などを進めたが，自分で一つひとつ確認したいと訴え，看護師が薬に触れるのは嫌そうであった。

2. 会話は少なく，訪問のたびに「もう死んだほうがましだ」と訴える

　もともと会社員でばりばりと仕事をしていた鈴木さんだったが，病気のために仕事を辞め，趣味のゴルフもできなくなり，通院以外はほとんど外出することもなく，妻と2人きりの毎日が続いていた。訪問時には「どうせよくならない」「しんどい」「死にたい」という訴えが毎回のように聞かれた。

　マッサージや外出など気分転換になるようなことを勧めても拒否することが多く，看護場面でも「息がしんどくなるから」とあまり話したがらなかった。妻がそばにいて，仕事の話や思い出話などをしていると，ときどき話に加わり，笑顔をみせることもあったが，呼吸困難が出現した。

3. 妻が疲労蓄積状態にある

　鈴木さんは妻が外出したり，夜間やケア前などはいつもより呼吸困難を訴えた。呼吸困難時は，まずは鈴木さんなりに酸素流量を調整したり，体位を変えたりするが，それでも呼吸困難が改善しないといらいらし始めた。その様子をみている妻もどうしてよいかわからず，パニック状態になっていた。

　妻も気分転換ができる機会がとれず，介護のために心身ともに疲労していた。

4 呼吸困難が取れない

終末期には熱発がみられるようになり，さらに呼吸困難も増強するようになった。酸素投与，オプソ®増量，精神的ケアや環境調整などを試みても，呼吸困難の改善が図れず，本人の不安も増強していった。痰の増大もあり，吸引器を頻繁に使用するようになり，「苦しい，何とかしてほしい」との訴えが続いた。

困りごとから患者のニーズを知り，ケアを考える

1 ADLを見直し，酸素消費量の減少に向けた効果的な呼吸につながるような療養環境を整える

酸素濃縮器がベッドから離れた場所にあったため，酸素流量を変更するには，自らベッドから起き上がるか，妻の助けが必要であった。妻の対応が遅くなるといらいらすることもあったため，酸素の業者や医師と相談して，リモコン操作で酸素流量を調整できるものを導入し，鈴木さんの自己コントロール感を高め，安心感をもってもらうようにした。また，ギャッジアップやクッションの当て方など呼吸が楽な体位を鈴木さんと探したり，部屋の窓を開けて換気をしたり，深呼吸など呼吸困難時に呼吸を整える声かけを行い，効果を一緒に確認していった。

寝ているだけでも基礎代謝でエネルギーが消費されており，呼吸のためにも食事は大切であることを説明し，本人の好みを確認し，スープや栄養補助食品などを試したり，妻と一緒に食事について考えた。本人の認識が変わると，少し食事摂取量もアップした。

口腔内汚染が気分不良や食欲減退，さらには感染のリスク，呼吸困難にもつながることを説明し，マウスケアの必要性を伝え，しんどいときはベッド上でも実施できるように環境を整えた。歯磨き後，少しは気分転換が図れたようであった。

最初は排便ケアの看護介入への拒否が強く，鈴木さんの負担にならない程度に便秘予防のため温罨法や便秘解消のつぼ押しなどを試みた。しかし徐々に排便困難著明となり，看護師の提案で浣腸など排便ケアを実施するようになり，少しずつ排便ケアについて訪問看護師の訴えに耳を傾けてくれるようになった。下剤の使用方法についても鈴木さんから質問が出るようになり，それぞれの下剤の効果や便秘の呼吸への影響について説明し，鈴木さんが納得したうえで服用できるよう一緒に考えていった。

保清ケアについても，繰り返し提案しつつ，鈴木さんが受け入れてくれるまで待った。妻に部分清拭や部分浴の方法などを伝え，妻と一緒に少しずつ訪問看護時に保清ケアに介入させてもらった。予防的にオプソ®服用を促したり，妻と看護師が2人で行うと，素早くできて呼吸困難が少ない状態などを感じてもらいながら，ケアに対する呼吸困難への不安軽減に努めた。

2 身体面だけでなく，全人的な視点から鈴木さんと向き合う

　呼吸困難を評価するときには量的・質的な側面に目を向けることが大切であり[2])，鈴木さんの病態だけでなく，鈴木さんの精神的，スピリチュアルな側面にも目を向けるようにした。鈴木さんの呼吸困難は，そばにいて深呼吸を促すなどで軽減することも多く，不安も強いのではないかと考えられた。鈴木さん自身が予後は長くないことを感じており，治療法もなく，死に対する恐怖を打ち明ける場もない状況で，自分の生きている意味などスピリチュアルペインを強く感じているのではないかといったことが，カンファレンスで話し合われた。鈴木さんの思いを表出する場をつくる，共感的態度でそばにいる，鈴木さんと一緒に苦痛症状の改善に努めることを保証する，などといったケアプランを立て，チームでつらさを分かち合い，かかわっていった。

　鈴木さんがこれまでどのような生き方をしてきて，どのような価値観をもっているのか，鈴木さんらしい暮らしとはどのようなものか，妻も含めた会話から理解しようと努めた。意思決定の場面では自律性を保てるように，鈴木さん自身が呼吸困難があるなかでも短い言葉で答えられる問いかけを心がけた。

　鈴木さんが「死にたい」と訴えたときは，そばにいて背中などさすりながらしばらく待った。鈴木さんから沈黙を破り何か訴えてくるときには，傾聴した。最後は会話できたことに感謝の意を示し，鈴木さんの存在意義を伝えたり，取れない苦痛へのつらさ・もどかしさ・無力感などを鈴木さんと話すこともあった。

3 妻が安心してケアに取り組める環境を整える

　可能なかぎり，妻と一緒にケアを行える環境を整えた。また，訪問看護の回数を増やし，訪問看護時は妻が休めるような配慮をした。妻はなかなか鈴木さんから離れて休もうとはしなかったが，「鈴木さんのケアをしっかり行うためには，休むことも必要です」と妻に休息の必要性を繰り返し伝えた。

　訪問時に鈴木さんと離れたところで妻の思いを聞き，不安の表出などを図るとともに，妻の存在の大切さをそのつど，伝えていった。

　呼吸困難など症状出現時の対処法を妻に伝え，訪問看護時に一緒に試した。医療者が不在時にも妻が対応可能な方法をメモに書いて渡し，それらを順番に実施してもらい，それでも症状が取れない場合は，緊急電話や訪問にて対応した。

4 状況に応じて鎮静を考慮する

　2回目の退院後は，ほぼ寝たきりで，呼吸困難の訴えも増えた。症状のために十分な睡眠がとれず，鈴木さんも妻も疲労蓄積状態にあった。酸素の増量，ポジショニング，内服変更や増量，排痰ケア，精神ケアなどを試みた。しかし，鈴木さんの不安は強く，オプソ®の服用回数が増えていくばかりで効果がないことが多く，せめて夜だけでも眠れるようにできないかと在宅医に相談した。鈴木さんに在宅医から，間欠的な鎮静の提案が行われ，鈴木さんも妻も「このしんどさから解放されるなら，何でもしてください」とダイアップ®

坐剤の使用を了承された。はじめは夜だけの使用だったが，覚醒時の呼吸困難がひどく，しだいに持続的に使用するようになっていった。注射での鎮静も医師から提案されたが，妻の注射に対する抵抗感が強く，坐薬の使用を継続した。最期は，夜中，妻もうとうとしながらベッドサイドで添い寝をしている間に，旅立っていった。妻は最初は取り乱していたようだが，「あの人らしいのかもしれません。すごく不安でしたが，眠っているときだけはしんどさから解放されていたので。ありがとうございました。内弁慶で心配性の人でしたが，皆さんのおかげで，母のときのように家から逝かせてあげられてよかったです」と語った。

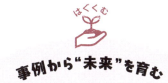

事例から"未来"を育む

✓ 訴えの背景を考える
患者の「息が苦しい」という訴えの背後にある苦痛を全人的視点からとらえ，患者と一緒に向き合おう。

✓ 症状に応じた生活を支える
食事・保清・移動・排泄など基本的な生活動作のなかで，酸素消費量減少につながる動作を見直し，患者の自己コントロール感に留意しながら，療養環境を整えよう。

✓ 不安の緩和は大切
一緒に暮らしている家族の不安にもしっかりと対応しよう。不安は患者もその家族のQOLも低下させる。

✓ 倫理面にも配慮した症状緩和の検討
どうやっても呼吸困難の訴えが取れないときは，家族も含めたチームで鎮静も考慮に入れた対応も考えよう。

文献

1) 日本緩和医療学会・編：呼吸困難．専門家をめざす人のための緩和医療学，南江堂，東京，2024，pp 148-158．
2) 日本緩和医療学会緩和医療ガイドライン統括委員会：進行性疾患患者の呼吸困難の緩和に関する診療ガイドライン（2023年版）．金原出版，東京，2023，pp 23-27．

（田代真理）

column
呼吸困難にはモルヒネしか効かない!?

　わが国で使用可能な医療用麻薬は増えている。多くの臨床試験の結果から呼吸困難の緩和にはモルヒネが有効であるという認識はあるものの、ほかの医療用麻薬の呼吸困難への効果については曖昧なままである。実際には臨床評価レベルではあるが、モルヒネ以外の医療用麻薬（オキシコドン、ヒドロモルフォン、フェンタニルなど）にも呼吸困難を和らげる効果があるという報告も少なくない。ではなぜ、モルヒネ以外の医療用麻薬の呼吸困難への効果が検証されたという報告がないのだろうか。まず、呼吸困難はさまざまな関連因子も多い複雑な症状で、客観的な評価が難しく、患者の主観的な訴えに頼らざるを得ないこと、薬剤だけの効果を確認しにくいことがあげられる。加えて研究倫理の問題として、呼吸困難が増強する末期患者を対象とした試験では比較対象群としてのプラセボ投与など一定の条件設定が難しいため、十分な科学的エビデンスを得ることが困難だということもある。呼吸困難は患者のQOLを著しく低下させ、鎮静導入の原因症状として上位にあがる症状である。症状の関連因子への対応や看護ケアも併せて、柔軟な症状緩和戦略で呼吸困難の緩和に努められるとよい。

〔柏谷優子〕

2 終末期の浮腫と治らない褥瘡を多職種でケアする

> **はじめに**

　褥瘡をつくらないようにするには，日頃からのアセスメントとスキンケアが大事なポイントである。しかし，在宅では専門職が常時滞在しているわけではないため，ちょっとしたきっかけでたちまち褥瘡ができたり，悪化することがあり，とくに終末期になると治すことは非常に難しくなる。

　身体状況と生活状況から皮膚トラブルのリスクを危惧しながらも，本人の意向と皮膚トラブル予防の間で悩み，予防に難渋し，本人の意向を優先した結果，褥瘡が悪化するということも臨床ではありがちである。ケアをしないことで皮膚トラブルの悪化が予測されるなか，どこまで本人の意向を受け入れるか，患者と看護師の折り合いをつけながら対応し，ほかの職種と協働してケアを行うためにはどうあればよいのか考える。

 事例を理解する視点

- ☑ 全身状況とその暮らし方を含めてアセスメントし，患者の"いま"がどのようにして形成されてきたのかを知る
- ☑ 患者の意向を確認するにあたり，その病状認識のあり方にも留意する
- ☑ ほかの職種と協働して，柔軟に必要な支援の体制をつくる

 事例から学ぶトピック・ニーズ

終末期褥瘡，患者の意向，ケアの柔軟な工夫

15

事例紹介

◆ 田中さん：50代，女性（独身）
◆ 疾患名：乳がん，骨転移・肝転移

家族状況

80代後半の両親との3人暮らし（❶・❺）。弟が隣県にいるが結婚しており別世帯で暮らしている。田中さんの病状についての情報共有はされていない。両親共にがんサバイバーで，自力での移動もままならないような身体状況であり介護力は乏しい。田中さん自身がキーパーソン（❷・❺）である。

身体状況

5年前に乳がんの診断を受け，抗がん剤での治療を開始。もう治療での状況改善はできないといわれているが，外来治療を継続している。初回訪問時には，下肢浮腫によって1人で動くのは難しい状態。自宅にはまだ福祉用具の準備はなく，パイプベッドを使用し，トイレはタイヤのついた椅子を使って母親が押して移動していた。浮腫で重くなった足をベッド上にあげることができず，1日のほとんどをベッドに腰かけて，端坐位で過ごしていた。そのため，さらに下肢浮腫が増強するという悪循環を繰り返す状況にあった。

社会資源

病院から介護保険申請を勧められ，地域包括支援センターに相談し，担当ケアマネジャーが訪問看護の必要性を感じて，訪問看護が導入された。治療をやめる選択もできておらず，本人は通院での治療継続の意思があったが，遅かれ早かれ通院困難となることが予測されたこともあり，併診で訪問診療を導入した。

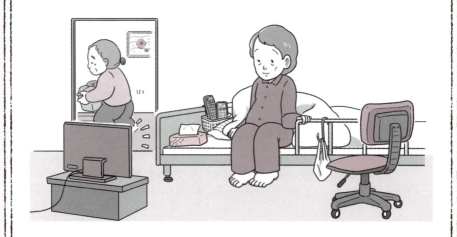

経過の見える化

5年前
- 乳がん診断
- 抗がん剤治療開始

初回訪問　居室2階
- 端坐位姿勢・立位困難
- 膝下浮腫
- 治療継続の意思あり

入院まで（〜2カ月後）
- 通院とともに在宅医の導入
- 訪問リハビリの導入
- 浮腫の増強→踵に水疱
- 膀胱留置カテーテル→拒否

退院後（3〜4カ月後）居室1階へ
- 両親のことが気がかり
- 膀胱直腸障害あり
- 仙骨・踵の褥瘡、リンパ漏の悪化
- 2人体制でのケア介入
- 両親・弟への状態説明と看取りの相談

田中さんの療養経過

本人の意向を尊重し浮腫増悪から褥瘡形成

　訪問看護開始から1カ月、トイレは自分で行きたいという希望があり訪問リハビリテーションを導入。車椅子、ポータブルトイレへの移乗動作練習をしていたが、浮腫は増悪し自分でポータブルトイレへ移るのは困難になっていた。オムツをして高齢の母親が介護する負担も考え、膀胱留置カテーテルを入れることを提案したが、ポータブルトイレの使用を継続したいと拒否。常時、端坐位姿勢で過ごすようになり、浮腫は下肢だけでなく腰回りから増強し体重も増加していたため、上肢でヒップアップするのも厳しい状態になっていた。結果、踵に水疱を形成し破け、びらんとなった。仙骨にも褥瘡が形成された。処置の頻度も増え、ケアを立て直すことを目的に入院となった。

自宅療養の再開と症状増悪

　自宅に戻りたいとの意向があり、入院中に自宅の改修を行い、居室を2階から1階に移し、ベッド近くにトイレと水回りを整え、入院から1カ月半で自宅退院となった。腰椎転移により膀胱直腸障害❹も出現し膀胱留置カテーテルを入れ、便意なく便が出てしまう状況であった。退院時には殿部と踵の褥瘡と下肢浮腫増強によりリンパ液の漏出❸・❹もあった。

訪問看護師がケアで困った場面

❶ 高齢の両親で介護力は希薄

　両親は、1人でトイレに行くのは困難な要介護状態の娘（田中さん）の世話をしていたが、さらにADLが低下し、処置も増えてきた状態の田中さんの介護は難しく、訪問看護

師は自宅生活の限界を感じた。

2 排泄は自分でしたい

　浮腫の増強により自分で身体を動かすのも困難な状態であり，両親の介護負担の増大が生じるなか，ヘルパーの導入や膀胱留置カテーテルの留置を勧めたが拒否。ADL自立の意思は尊重したいが，自力で動くことができない現実を受け入れられない田中さんに悩んだ。

3 訪問スタッフ1人でのケアは困難

　浮腫増強や褥瘡処置で1人でのケアは非常に困難な状況だったが，ヘルパーや訪問入浴などの導入に難色を示していた。

4 治る見込みのない褥瘡

　全身状態や生活状態から皮膚トラブルの悪化が予測され，悪化させないために生活状態を変えてほしいことを田中さんに伝えていたが，田中さん自身の思いもあり，悪化を防ぐことができない苦しさがあった。

5 看取りをどうするか

　家にいたい田中さんではあったが，病状認識ができていない高齢の両親が自宅で看取れるだろうか，という思いが看護師にあった。

困りごとから患者のニーズを知り，ケアを考える

1 家族の介護力と本人の自律のバランス

　介護が必要な状態で介護力が乏しいことは在宅療養の継続に大きな課題となる。介護経験がなくて介護ができない，独居で介護してくれる人がいない，ということもあるが，本事例では高齢ながらも介護協力を惜しまない親ではあった。そんななかで，介護者である親もまた病を抱えていたこと，自力移動もままならない患者に褥瘡処置が必要だったこと，にもかかわらず田中さんは自律意識が高いといった状況で，逆にさらなる身体状況の悪化を招いて介護支援の必要性を高めてしまう結果になってしまった。在宅療養を続けるために介護経験が少なくても介護継続できるよう，できるだけ簡便な介護方法を考慮し指導したが，処置が増えれば自宅療養の限界もみえてくるようなありさまであった。だからこそ，身体状況の悪化を防ぐようなケアを日頃から心がけるとともに家族の介護力のアセスメントも大事な要素である。

2 排泄への思い

「トイレくらいは自分で行きたい」とは誰もが最期まで思うことであり，援助する側としてもできるだけ尊重したいと考えていた。年老いた両親との生活で，自分が親の面倒をみていくはずだったのに，みてもらわなければならない立場になってしまったことに対して，田中さんには，少しでもできることをして手をかけさせないようにという思いもあっただろう。しかし，自身の病状進行と自立していたいという思いは相反し，トイレに行きやすい姿勢を保つことで浮腫が増強し水疱→褥瘡形成へと悪化した。田中さんもがんが治らないことは認識していたが，残りの時間をどのくらいと見積もっていたか，自分のことを自分でしたいという思いとそれにより身体にかかる負荷を天秤にかけて考えるには情報が少なかったのだろうか。

3 ケアを複数で

田中さんの「できるだけトイレに行きたい」という思いを尊重するために，訪問リハビリテーションを導入して，トイレへ行くための車椅子への移乗方法，トイレへ行けなくなりポータブルトイレを利用することになった場合のためにポータブルトイレへの移乗方法，動きにくくなった身体を動かすことで浮腫の軽減や褥瘡のリスクを軽減することなどを期待して，理学療法士（PT）に介入してもらった。訪問看護が始まってから訪問リハビリテーションの導入まで1カ月かかってしまったのは，本人の受け入れができなかった経緯がある。もう少し早く導入できていれば，あるいはもう少し浮腫の増強を遅らせ，移乗動作の訓練ももう少し続けられたかもしれない。

下肢麻痺が確立し，褥瘡が悪化した状態では処置にも時間がかかるため，看護師とヘルパーの2人体制で処置にあたり，日に2回の訪問を続けた。褥瘡や介護の必要度を考えると，訪問頻度をもう少し増やしてもよかったが，限られたマンパワーのなかではこれが限界であった。

また，浮腫のケアをするなかで専門家にも相談をした。在宅チームのなかには浮腫の専門家はいなかったが，いろいろな縁を手繰り寄せて専門家にたどり着いた。自分のリソースを増やすということは困ったときには非常にありがたい。入院している患者に対して院外の看護師が直接ケアしたり，指導をしても診療報酬はとれないが，病院まで出向きケアの指導をしてもらえる。

また，こうした事例のように，最初に地域包括支援センターに家族が相談に来たときに対応したケアマネジャーが緩和ケアの研修に参加し，地域のなかでさまざまなリソースと，人となりがわかる関係をつくっていくことは大きなポイントとなる。在宅医療のサポートの必要性に気づき訪問看護師へ相談をしてもらえると，サポート体制が早い段階で整備できることが多い。

4 治らない褥瘡

褥瘡発生の要因をわかっていながら対処できず，悪化していくのを目にし，なんともい

えない虚しさを感じていた。しかし，本人の強い意思もあり，身体状況とこれから起こり得る状態をアセスメントしながら本人の意向とどう折り合いをつけていくか，一緒に話し合っていくしかない。ケアの仕切り直しをするために入院という提案をしたり，排泄物による褥瘡部位の汚染を防ぐために被覆材や滲出液の吸収を図るパッドの当て方を工夫したり，リンパ漏の吸収のため安価なペットシーツを使ったり，処置の時間を減らして本人の負担を減らすために複数でのケアを調整するなど，できるだけ悪化させないように最期までケアに当たった。

---

column　医療用麻薬が施設入所の妨げになる!?

医療用麻薬の処方がされていることを理由に，施設入所を断られる場合が少なからずあると聞く。これらは医療および介護従事者の医療用麻薬に対する認識の薄さから生じる状況だが，それによる不利益を患者がこうむっているという理不尽な状況なのである。こうした状況を変えるために，『がんの痛み治療における医療用麻薬の自己管理マニュアル』が作成され，2024年4月に公開されている。マニュアルは病院で使う医療従事者用[1]と，施設などで使う介護従事者用[2]の2種類ある。そもそも医療用麻薬の管理は法令によって厳格に規定され，取り扱いには十分な知識と注意が必要だとされてはいるものの，患者に処方・調剤されて交付された（渡された）ものについては，入院中（施設入所中）であっても患者自身がベッドサイドで管理することが可能となっている。しかし，これが誤認され厳重な金庫管理が病院や施設で継続されているのである。医療用麻薬であっても患者が遅滞なく服薬できるよう，患者QOLの観点でその管理も柔軟にできるようでありたい。具体的な管理方法や，取り扱いに関する詳細は，厚生労働省ホームページからダウンロードできる以下のマニュアルをぜひ参照いただきたい。

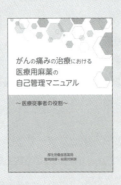
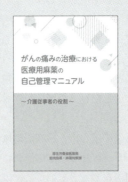

文献

1) 厚生労働省医薬局監視指導・麻薬対策課：がんの痛み治療における医療用麻薬の自己管理マニュアル；医療従事者の役割．2024．https://www.mhlw.go.jp/content/11120000/001245822.pdf
2) 厚生労働省医薬局監視指導・麻薬対策課：がんの痛み治療における医療用麻薬の自己管理マニュアル；介護従事者の役割．2024．https://www.mhlw.go.jp/content/11120000/001245825.pdf

（柏谷優子）

5 看取り

　田中さん自身も自分の病状を受け入れ難いなかで，高齢の両親も娘（田中さん）の病状を正しく認識できない状況だった。経過のなかで入院したとき，在宅でかかわっていた者は自宅に戻るとは考えていなかった。病状の進行と介護状況から，このまま病院で看取る経過になるのではないかと思っていた。しかし田中さんは，家を改修して親の負担を減らして，家で親のことを見守りたいとの意思を示した。退院前に退院後の生活・ケアを想定してそれぞれのかかわり方を見直し，両親・弟に病状の説明を行い，退院後の介入が始まった。病状の説明はしたものの，医療者が想定しているより家族は予後を長く考えていた。徐々に悪化していく身体状況のなかであらためて医師より看取りが近いこと，家で看取れるかどうかを両親に確認し，弟にも伝えた。ヘルパーらが訪問中に状態が悪くなる可能性もあり，万一のことがあっても慌てずに連絡をするように担当者らに伝え，自宅での看取り体制を整えた。

　終末期の褥瘡は発生予防が前提ではあるが，発生を免れず，発生した後は治せないこともある。発生要因がわかりつつ防げないことで苦しかったのは看護師自身であった。しかし，田中さんの強い思いもあるなかで，患者と共に何を大事にしたいか，それを大事にすることで別のマイナス要因が出てしまうことを一緒に話し合い，互いに折り合いをつけていくしかないのかもしれない。

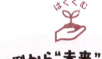

事例から"未来"を育む

✓ 本人の意向を尊重する
- まずは本人が病気とどう折り合いをつけて生活をしてきたか，そして今，何を大事にしたいと考えているかをきちんと聞くことが大切である。
- 本人の思いと現実とのギャップの折り合いをつける。
- 本人の希望を聞きつつ，本人が自身の体調をどのように感じ，残された時間をどのくらいと考えているかを確認し，できることとできないことを話し合いながら本人と支援者での折り合いをつけていく。

✓ 多職種でかかわる
看護師1人では，患者のケアや心のサポートを行うことは困難である。ほかの職種の役割を知るとともに，自分を支えてくれる仲間を増やすことがひいては患者に還元され，自身も楽になる。

（倉持雅代）

○ 在宅療養支援における症状マネジメント ○

痛みを抱える終末期がん患者の全人的苦痛と向き合う

はじめに

痛みは進行がん・末期がん患者の約66％にみられ[1]，患者にとっては非常に苦痛な体験である。また痛みは主観的であるため，なかなか他者には理解されにくい。身体的苦痛は，日常生活だけでなく，精神・社会・スピリチュアルな面にも影響を及ぼしQOLを低下させる。これらは互いに絡み合い，影響し合い，装飾し合って全人的苦痛（以下，トータルペイン）となる。トータルペインはそれぞれ明確な境界がないため，全人的なケアでなければ苦痛を緩和させることは難しい。患者が在宅で療養を継続させるためには，症状が適切にマネジメントされ，苦痛が緩和されていることが重要である。患者がどのような苦痛を抱えているかを理解するうえでもっとも大切なのは，医療者が全人的な視点をもっているか否かである。これらの視点をもつことで全人的なアプローチが可能となり，患者は終末期であっても穏やかに自宅で生活することができるようになる。苦痛を抱える人の支えになるためには，医療者が関係性の基盤であるコミュニケーションの重要性を理解し，実践することが求められる。

 事例を理解する視点

- ☑ 痛みの全体像を把握し，具体的な解決策を考える
- ☑ 聴くことはケアであることを理解する
- ☑ 全人的な視点からケアを考える

 事例から学ぶトピック・ニーズ

終末期がん患者，トータルペイン，全人的ケア

事例紹介

- 佐藤さん：40代，女性
- 疾患名：子宮頸がん術後再発，がん性腹膜炎

家族状況

夫と夫の両親の4人暮らし。2世帯住宅の1階に両親，2階に佐藤さん夫婦が暮らしている。夫は営業職で多忙

身体状況

- 左下肢，腹部に痛みがあり，夜間に増悪する
- 内服はオキシコンチン®80mg分3，レスキューでオキノーム®散10mgのほか，デカドロン®，酸化マグネシウム，ラキソベロン®，リリカ®，PPI（プロトンポンプ阻害薬）を服用
- ストーマが造設されており，自己管理はできている
- ADLは自立しているが動作緩慢。長時間の立位は不可
- 夫は1人暮らしが長く，現在も家事をサポートしている

社会資源

- 在宅医療介入頻度：訪問診療週1回，訪問看護週3回
- 介護保険：要介護2
- 障害者手帳：4級

経　過

5年前，流産後に異常を指摘され，精密検査の結果，子宮頸がんと診断された。術前化学療法実施後，5年前に広汎子宮全摘術を行った。この後，術後化学放射線療法を施行し経過をみていたが，4年前に左腸骨リンパ節に転移性再発が認められた。化学療法を再開し，5カ月前（6月）腫瘍切除術を行ったが，腫瘍は切除しきれず人工肛門が造設された。術後化学療法実施後に腸閉塞となり，激しい腹痛と嘔吐が出現した。消化管穿孔による腹膜炎を起こし一時危篤状態となった。保存的に回復したがPS（performance status）が低下したため治療は中止し，予後は1～2カ月と夫にのみ告知された。退院後，外来で疼痛コントロールを行っていたが，同年11月下旬，病院主治医より「佐藤さんはこの2日間眠れないほどの痛みがある。オキシコンチン®を増量して様子をみようと思う。自宅で緩和ケアをお願いしたい」との依頼があった。

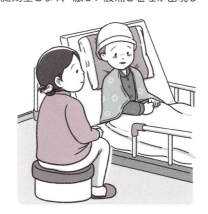

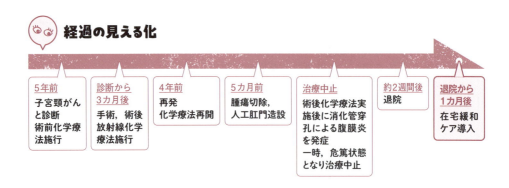

佐藤さんの療養経過

正しくアセスメントする

　介入時の佐藤さんは，左足の痛みが夜間から明け方にかけて増悪することが多く，レスキュードーズ（以下，レスキュー）のオキノーム®を飲んでも効果は一時的で，満足な睡眠が得られない状況であった。またオキノーム®を服用する判断が自分では行えず，夫に促されて飲んだり，自己判断で減量したり，痛くてもがまんしたりするなど，有効に使用できないことが多かった。さらに，オキシコンチン®を時間どおりに服薬できず，日中に眠気が生じていた❶。そこで，オピオイドの用法・用量を変更したところ，痛みが緩和し，夜間の睡眠が確保できるようになった。日中の眠気も改善し，体調に合わせて家事を行える日が増えた。

　介入18日目，排便後より間欠的な腹痛が出現した。「レスキューを3回使用したが痛みが治まらない」と夫から連絡があり，緊急訪問をした。到着時，佐藤さんは泣きはらした顔で痛みを訴え，夫からは「痛みがあると不安になって泣き叫んだりする」との情報があった❷。訪問診療医に状態を報告し，当日中にPCA（patient controlled analgesia；自己調節鎮痛法）が装着され，疼痛は緩和された。

痛みに寄り添う

　訪問看護では薬物療法と並行して佐藤さんの体験や思いを積極的に傾聴した。すると「痛いと，お腹に穴があいて入院したときみたいになったらどうしようと怖くなる。麻薬の副作用もつらかった」「死の恐怖や絶望感がある」「夫に負担をかけて申し訳ない。悲しくて情けない」「妻なのに家事ができない自分は必要ない人間だと思ってしまう」との言葉が聞かれた。そこで佐藤さんの体験を積極的に傾聴し，佐藤さんが必要としているケアを具体的に行った。すると佐藤さんからは「痛くなる前にレスキューを使えば大丈夫」「病気が悪化しているとはかぎらない」「夫が心の支え。優しさに感謝している」など，前向きな発言が聞かれるようになり，穏やかさを取り戻すことができた❸。

訪問看護師がケアで困った場面

1 痛みの全体像がみえない

　佐藤さんは痛みの強さに合わせてレスキューの量を自己調節していたが，内服した量も時間も正確には把握していなかった。痛みの強さも「泣きそうなくらい痛い」「ちょっと痛い」などと表現し，客観的な評価が困難であった。1日に3回内服するオキシコンチン® 80mgは，夫が帰宅する23時が基準になっていたため，7時（20mg），15時（20mg），23時（30mg）に服薬する予定であった。しかし，実際には何時に内服しているか不明であった。

2 不安が痛みを増悪させている

　腹痛の訴えで緊急訪問した際，佐藤さんはかなり泣いたと思われる表情のままベッドで眠っていた。2時間の間にレスキューを3回使用しており，すでに薬効は得られている印象であったが，目が覚めると再び痛みを訴え始めた。しかし，具体的な痛みの部位や程度については述べることができず，「どこが痛いかわからない」とあいまいな返答だった。夫からは「痛みがあると不安になって泣き叫んだりする」との情報があり，不安が痛みを増悪させていると考えた。

3 傾聴によって表出されたトータルペイン

　佐藤さんの痛みを増悪させる不安が何であるかを理解するためには，佐藤さんの体験や思いを聴く必要があった。そのため，情報収集を目的とした質問形式の会話ではなく，佐藤さんの"語りを聴く"ことに自分の意識を向け，非言語的コミュニケーションを用いて傾聴した。すると佐藤さんからは痛み（身体的苦痛）のことだけでなく，恐怖心や悲しみ・情けなさ（精神的苦痛），夫への申し訳のなさ（社会的苦痛），死への恐怖や妻の役割喪失，存在価値の喪失（スピリチュアルペイン）が表出された。

困りごとから患者のニーズを知り，ケアを考える

1 痛みを見える化し，具体的な解決策を考える

　佐藤さんには痛みの全体像を把握してもらうため，痛みの記録をつけてもらった。痛みの強さはNRS（Numerical Rating Scale）を用い，痛みの部位・パターン・性状，オピオイドの内服時間を記入してもらった。訪問時には，オキノーム®の効果や痛みの経過，増悪因子・軽快因子，副作用の有無，日常生活への影響を確認した。すると佐藤さんが痛みに合わせてタイミングよくレスキューを使用できていないことや，オキノーム®の効果が

I

3 痛みを抱える終末期がん患者の全人的苦痛と向き合う

少ないこと，朝の起床が遅いため，朝と昼のオキシコンチン®の内服間隔が短くなり，日中に眠気が生じていることがわかった。そこでオキノーム®の1回量を15mgに増量し，オキシコンチン®は佐藤さんの生活リズムに合わせて11時（40mg），23時（40mg）の2回に変更した。その結果，夜間の疼痛が緩和され睡眠が確保された。また日中の眠気も改善し活動性も向上した。

2 話を聴いてくれる存在が患者の支えとなる

佐藤さんは痛みを感じると不安で泣き叫んでしまうという。痛みとは不快な感覚・情動体験であるため，佐藤さん本人にしかわからない。この他者にはわからないという体験は孤独であり，寂しさや悲しさなどの感情を生む。しかし感情は経験した出来事によって生じるのではなく，出来事をどのように評価したかという認知から生じる[2]。つまり，出来事（痛み）をどのように意味づけするかによって，感情（不安）や行動（泣き叫ぶ）が変わるということである。実際の緊急訪問の場面でも，佐藤さんが自分の体験を看護師に語ることで痛みは軽減していった。これは佐藤さんが痛みの体験にこれまでとは異なった意味づけをしたからである。患者が過去を振り返り，その意味を再構成する過程においては，話を聴き届けてくれる存在が必要である。またその存在こそが患者にとって，何よりも大きな支えとなる。

3 具体的な支援と援助的コミュニケーションでトータルペインを軽減させる

痛みは，身体・精神・社会・スピリチュアルにかかわる苦痛であるため，痛みのケアも身体的苦痛だけでなく全人的な視点で行う必要がある（**表1**）。ケアの基本は，①患者の話を聴く，②語られる話から患者の苦しみに気づく，ことである。表出された苦しみのうち，解決できることについては具体的な支援を行う。しかし，解決できないことや答えられない問いはスピリチュアルペインであることが多い。村田[3]は，スピリチュアルペインを「自己の存在と意味の消滅から生じる苦痛」であると定義している。スピリチュアルケアで大切なのは，"自己の存在と意味"を支える「将来の夢（時間存在）」「支えとなる関係（関係存在）」「選ぶことができる自由（自律存在）」に患者自身が気づけるよう援助することである。具体的な援助方法は，反復・沈黙・問いかけを基本とした援助的コミュニケーションを用いる。

表1 全人的ケア

身体的苦痛	精神的苦痛
・痛みに対する薬物療法 ・温罨法を佐藤さんが好んだため，家族にも行えるよう，電子レンジを使ったホットタオルのつくり方を図に描き共有した．佐藤さんの好きなときに温罨法を実施してもらえるようになり，佐藤さんからは「すごく気持ちいい」と笑顔がみられた	・不安に対する薬物療法 ・傾聴を行い「佐藤さんの体験への意味づけ」を促した ・自宅で安心して過ごせるよう，訪問看護・訪問診療は24時間の緊急対応が可能であり，心配事にはいつでも応じられることを随時伝えた ・医師・看護師・理学療法士がチームとなり，佐藤さんが1人になりがちな夫の勤務日に訪問できるようスケジュールを調整した
社会的苦痛	**スピリチュアルペイン**
・介護保険サービスによる環境調整 ・自費サービスのヘルパーやボランティアの情報を提供し，家事代行ヘルパーを導入した ・体調に合わせた家事の方法を一緒に考えた ・訪問時に語られた夫に対する佐藤さんの思いをノートに記録し，気持ちの橋渡しを行った	・援助的コミュニケーションを積極的に行った．佐藤さんからは「病気が悪化しているとはかぎらない（将来の夢）」「痛くなる前にレスキューを使えば大丈夫（選ぶことができる自由）」「夫が心の支え．優しさに感謝している（支えとなる関係）」など，前向きな発言が聞かれ，穏やかさを取り戻すことができた

事例から"未来"を育む

✓ 生活者としての全体像を知る
痛みは記録と患者の認識から全体像を把握しよう．治療方針や看護ケアは患者の価値観を尊重したうえで生活にも配慮しよう．

✓ ケアとして"聴く"
患者の語りはナラティブ（narrative）であり，語ることによって体験は意味づけされていく．話を聴いてくれる存在が患者の支えになることを理解しよう．

✓ コミュニケーションスキルをみがく
トータルペインを軽減させるには，具体的な支援と援助的コミュニケーションが必要である．援助的コミュニケーションスキルを身につけよう．

文献

1) van den Beuken-van Everdingen MH, Hochstenbach LM, Joosten EA, et al：Update on Prevalence of Pain in Patients With Cancer；Systematic Review and Meta-Analysis. J Pain Symptom Manage 51（6）：1070-1090 e9，2016．
2) 金築優：不安．黒田裕子監，看護診断のためのよくわかる中範囲理論，第3版，学研メディカル秀潤社，東京，2021，pp 289-297．
3) 村田久行：スピリチュアルペイン・スピリチュアルケアとは．田村恵子，河正子，森田達也編，看護に活かすスピリチュアルケアの手引き，第2版，青海社，東京，2017，p 1．

（川村幸子）

column

NRS10の説明できますか?

ある訪問時,患者が「困ったわ…,痛みは"12"かな,こんなの初めて…」と言う。症状アセスメントは欠かさず継続的に行うもので,訪問時は欠かさず確認しているはずであり,看護師は「えっ!?」である。さぞかしつらいだろう…といった共感の念ももちろん湧いてくるのだが,その前に「えっ!?」が先に立つ。こうした経験を皆さんもしたことがあるだろうか。

どうしてこんなことが起こるのか。答えは明白で,患者に対するNRS(Numerical Rating Scale,図1)使用開始前の説明で,NRS10が正しく説明されなかったために生じたのであろう。患者が感じている症状の強さの程度を0～10で数値化して表してもらうNRSは,症状評価の指標(ものさし)の1つで,汎用されているので多くの人が使っているのではないかと思う。おそらくだが,NRS12と告げたこの患者の場合,おそらくNRS10について〈過去に経験したなかで最悪の痛み〉などと説明したのだろう。その後患者は過去の経験を超えるほどの強い痛みに襲われて,"12"としか表現ができなかったというのが真相だと思う。

NRS10の説明は重要で,"10"が〈経験したなかで最悪の痛み〉と〈想像できる最悪の痛み〉とではものさしの長さや基準が違ってくる。チーム内で"10"の解釈が異なれば,症状評価の共通理解ができない事態になり得る。ただでさえ自分の痛みを他人に理解してもらうために言葉にするのも難しいところを,数値化するのであるから患者には困難なことこの上ない。チームの共通言語である評価指標の説明は正しく行い,患者の苦痛緩和のために使うようにする。

図1 Numerical Rating Scale (NRS)

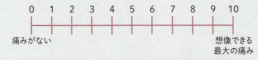

"0"が痛みなし,"10"が想像できる最大の痛みとして,
0～10の11段階に分けて,現在の痛みがどの程度かを数字で答えてもらいます。

[Williamson A, Hoggart B:Pain:a review of three commonly used pain rating scales. J Clin Nurs 14(7):798-804, 2005. より引用]

(柏谷優子)

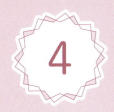

がんの痛みを多施設・多診療科の連携で看る

はじめに

　総合病院を利用するメリットの1つに，高い専門性での診療が1つの施設で受けられる点があげられる。いわゆるチーム医療である。

　患者・家族が抱える問題・課題は，1つの身体から生じている。背景その他も含めた問題・課題が，その身体をもつ1人の生活者に統合されてこそ，初めてチーム医療の恩恵を得ることができるのではないだろうか。逆説的にいえば，部分を専門的に診るだけではなく，それら部分を統合して全体としてみなければ，チーム医療は何の恩恵ももたらさない。

　地域において異なる組織の専門職で1人の利用者を看るのも，もちろんチーム医療である。医療職だけではなく，福祉や行政の立場からも，またコミュニティの市民も，地域におけるチーム医療には参画する。まさに多職種連携で，連携するそれぞれの組織が異なるからこその苦労もあるだろう。

　総合病院の多科を併診している患者が自宅療養となった際，cureのイニシアチブを誰がとるのかが不明瞭な場合がある。訪問看護師が痛みの症状緩和などの場面で非常に苦労することになってしまうケースも少なくない。

 事例を理解する視点

- ☑ 言語表現の乏しい患者の訴えをどうとらえ，症状緩和するか
- ☑ 主治医は誰か？　連携病院の組織内連携を改善して情報を生かす
- ☑ 認知症を抱えるがん患者をどう診る（看る）か

 事例から学ぶトピック・ニーズ

痛みの緩和，認知症，情報共有と連携

事例紹介

- 山田さん：50代，女性
- 疾患名：若年性アルツハイマー型認知症，子宮体がん（術後2年目）

家族状況

母親（80代）と2人暮らし。

山田さんは50代初めから若年性アルツハイマー型認知症を患っている。子宮体がんの術後2年目で，腹腔内再発および多発肝転移に対する抗がん剤治療を受けるため入院していた。認知症の症状が悪化し，がんの積極的な治療は困難と判断されたため，自宅療養に移行することを勧められ，退院調整看護師の介入で訪問診療と訪問看護が導入された。

山田さんは婦人科以外にも，高齢診療科（認知症），緩和ケア内科（がんの症状緩和），血管外科（リンパ浮腫の圧迫着衣処方），泌尿器科〔術後の排尿障害（失禁）〕にも継続受診している。

婦人科の主治医からの診療情報提供書には，余命は1年未満で，早ければ2～3カ月程度の可能性もあると書かれており，主たる介護者である母親にも説明済みであった。認知症は軽度から中等度への移行期と思われ，おおむねすべてのADLには支援が必要な状態である。

生活状況

身体面
- 介護保険では要介護2の認定を受けている
- 退院時のPS（ECOG）は1で，独歩可能状態である

住まい
- エレベータのない集合住宅の2階
- 母親の健康状態はおおむね良好だが，物忘れが多くなっていたことから，何でもメモを取る習慣があった
- 山田さんの兄が県外におり，まめに母親に電話を入れていたものの，ほかに支援者はいない

処方
- 腹痛：オキシコンチン® 5mg/回（1日2回），セレコックス® 100mg/回（1日2回）
- 治療後の末梢神経障害：リリカ® 25mg/回（1日1回）
- レスキュー：オキノーム® 2.5mgが処方されていた（レスキューは未使用で経過）

経済面
- 医療費は国民健康保険3割負担
- 生命保険やがん保険の加入はない
- 山田さんは50代初めから未就労状態のため預金がなく，母親の預金と年金で生活していた

経過の見える化

介入開始
退院後，週2回の訪問看護導入
各科の診察のため列車を乗り継ぎ2時間かけて通院

2カ月後
通院困難で母親だけが受診
訪問診療導入

3カ月後
嘔気・嘔吐，傾眠で入院

3カ月と1週間後
入院から1週間で退院

山田さんの療養経過

　山田さんの退院時には，症状管理を目的に週2回の訪問看護が導入されており，訪問看護指示書は病院の婦人科主治医a医師から発行されていた。一方，主症状である痛みの治療薬は緩和ケア内科b医師から処方されていた。

　退院後は，母親と共に列車を乗り継ぎ2時間かけて通院していた。診療科ごとに受診日が違ったため通院の回数も多く，疲労感もあり，受診後や列車待ちなどの際にいらいらする様子が強くなり，2カ月後には母親だけの受診となり，月2回の訪問診療が導入された。

　このころには腹部膨満や下肢浮腫も強くなり，それまで使用していた鎮痛薬を使用していてもしばしば痛みを訴えるようになった。母親は山田さんの様子をみてオキノーム®を服用させていたが，回数も1日2～6回とバラツキがあり，いら立つ山田さんがどこをどう痛がっているのかうまくキャッチできない状態であった❶。訪問看護師も，山田さんへの問診と母親のメモを参考にしても痛みの評価がよくわからなかったため，痛みだけでなく生活動作を含めて記入できる評価シートを独自に作成して工夫した。また，日に日に下肢浮腫が増強しており，圧迫用に処方された弾性ストッキングがきつくなっていたが，血管外科の処方医c医師は「装着の継続ができないからだ」と母親を叱りつける場面がみられた。病院の主治医（a医師）には訪問看護ステーションより訪問看護報告書が送付されていたものの，症状緩和担当の緩和ケア内科やその他の診療科には患者状態が伝わっていなかった❷・❸。さらに緩和ケア内科がb´医師に交代したこともあり，母親の報告によりオキシコンチン®が受診ごとに増量されていた❸。

　しだいに山田さんには嘔気・嘔吐が出現し傾眠となったため，退院から3カ月後に再入院となったが，認知症の周辺症状（頻コールや病床離脱による転倒など）もあり1週間程度で退院するように病院から求められて自宅に戻った❹。

訪問看護師がケアで困った場面

❶ 認知機能が低下し，痛み評価が難しい！

　山田さんへの問診では，短期記憶が保たれないので前に飲んだレスキュー時の状況は確認できない。そのため，母親にはこれまでのレスキュー服用時間だけではなく，山田さん

がんの痛みを多施設・多診療科の連携で看る

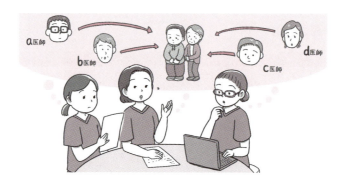

が痛いと訴えたときの表情やしぐさ，生活上の出来事などもメモしてもらうように，痛みの観察表を作成して記入を依頼した。訪問時にはメモを整理してアセスメントし，看護師も訪問時の密な観察評価で山田さんの痛みを確認するように心がけた。

2 せっかくの患者情報が病院内で活用されていない！

婦人科のa医師はがんの経過観察は行ったが，症状緩和には消極的で，緩和ケア内科に一任する姿勢であった。受診の際，母親がメモをもとに山田さんの痛みについて訴えても，緩和ケア内科につないだり調整することができなかった。リンパ浮腫用の弾性ストッキングにまつわる対応などをみても，訪問看護報告書の内容が併診診療科には確認してもらえていないようであった。

また，緩和ケア内科が担当医を交代するにあたって，引き継ぎがどのように実施されたのか不明であった。そのことにより，対処に際しては母親の訴えだけが根拠として採用され，看護師が記録していた観察メモ（看護師の評価シート）は活用されないままに，オキシコンチン®が次々増量された。

3 訪問診療医と病院主治医との連携不足

途中から介入した訪問診療医のd医師は一般内科を専門とする総合診療医であり，がんの症状緩和は不案内であったこともあり，山田さんの鎮痛薬の調整については「処方医の指示どおりに」と言っていた。d医師が主治医である婦人科のa医師や緩和ケア内科b´医師と山田さんの苦痛症状について情報共有し，症状緩和の方針を明らかにしてくれることが期待されたが，主治医への遠慮があったのかそのようにはならなかった。

4 認知症のレスパイト入院に病院が消極的

痛みの緩和治療がうまくいかず，嘔気・嘔吐や傾眠で入院したが，オキシコンチン®の過量投与と判断され減量となった。傾眠が改善すると山田さんの活動性も上がったため認知症の周辺症状が出現した。そのため，痛みの問題は改善されていない状況であったが，退院するように求められてしまった。

困りごとから患者のニーズを知り，ケアを考える

1 言語表現の乏しい患者の症状緩和

痛みは主観的なものであるから，自ら表現しないかぎり他者にはわかりにくい。本事例の訪問看護師が，観察評価のために行った工夫（p 32）は適切なものである。苦痛があるときに患者から発せられるサイン，苦痛なく心地よいときに出てくるサインなど，暮らしのなかで観察からキャッチすること，そうして集めたデータを分析して患者の症状緩和を進める必要がある。在宅ケアではそうした意味でも，生活を共にする家族（本事例では母親）をチームに参加できるようにすることが大切であった。

2 症状緩和のための情報共有

症状緩和にかぎらないが，異なる組織であっても同じ患者をみるのであれば，情報共有と方針にかかわる合意形成は不可欠である。ただ，患者のために情報共有が必要とはいえ，組織外にいる人が連携病院の組織内連携にあれこれ口を出すことは憚られる。そこで連携病院の連携担当窓口に一役買ってもらうのがよい。退院前カンファレンスなどの際にはおそらく顔をつないでいると思われるため，連携病院の退院調整看護師や地域連携担当の医療ソーシャルワーカー（MSW）などに，その役割を担ってもらうとよいだろう。訪問看護報告書などについても，併診診療科にも書類のコピーを共有してもらうように依頼すると効果的であろう。

3 「主治医」の意味と看護師の働きかけ

刻々と変化する患者に必要な医療ニーズに応じて，主たるニーズにもっとも適した専門家が主治医に替わるのがよい。山田さんの場合には，積極的がん治療は終了しており緩和ケア中心の療養に移行していること，痛みの緩和に課題があったことをふまえると，緩和ケア内科 b 医師（b´医師）が実際的な主治医の役割を担うべきであったと考える。

それでも地域の医療者・多職種からは「主治医を交代したほうが望ましいのではないか」などと意見できないことが通例であろう。そこで本事例の場合には，あとから参加した立場ではあっても，生活者としての患者の全体像をみる訪問診療医 d 医師が症状緩和（Cure）も含めイニシアチブをとっていくために，病院の緩和ケア内科 b´医師と直接的なコミュニケーションをとり，その支援を受けて症状緩和に取り組む姿勢が望まれていたと考える。

こうした緩和ケア診療支援・相談の連携は，がん診療拠点病院などの緩和ケア担当部署が積極的に取り組む事項になっている[1]。地域の医師にこうした情報提供の投げかけもできる関係性を訪問看護師は築く必要がある。

4 認知症患者の行動を文脈から理解する

「認知症の周辺症状が出たことで退院を求める」という，認知症患者への偏見ともとれる病院の姿勢は悲しいことである。病院には，管理の意識や視点だけではなく，患者の行動の文脈を読み解く姿勢が必要であるが，患者の地域・自宅での生活がみえにくいという病院側の事情もあるだろう。地域で活動する看護師は，認知症を抱える患者の行動を読み解くヒントともなる文脈に触れる機会が多くあると思われることから，それらの情報を病院側に提供してケア方法を助言できるとよい。

事例から"未来"を育む

☑ **言語表現の乏しい患者の訴えをどうとらえ，症状緩和するか**
症状緩和に家族の参加を促して，観察評価を中心に苦痛の有無や程度の評価を行う。その際にはなるべく観察ポイントや記録方法をそろえておくとよい。

☑ **主治医は誰か？ 連携病院の組織内連携を改善して情報を生かす**
連携病院の地域連携窓口で活躍する職員，退院調整看護師や地域連携担当MSWを活用して関係各科との情報共有を促進しよう。また，直接コミュニケーションをとることで情報共有や方針の確認ができ，資源の豊富な病院の専門家をリソースとして活用することもできる。

☑ **認知症を抱えるがん患者をどう診る（看る）か**
管理の意識，コントロールすることばかりに視点を置くのではなく，患者の行動の文脈を生活歴などから読み解く姿勢をもってケアできるとよい。

文 献

1) 厚生労働省：緩和ケアの提供体制．がん診療連携拠点病院等の整備に関する指針，2014，p 6.
http://www.mhlw.go.jp/bunya/kenkou/dl/gan_byoin_03.pdf

（柏谷優子）

5 治療抵抗性となった終末期がん患者が抱える苦悩と苦痛に向き合う

> はじめに

　最近では，がん治療においてさまざまな選択が可能となってきた。手術や放射線治療の進歩に加え，分子標的薬など抗がん治療の選択肢が増えることで，治療をひたすら追い求める患者・家族の姿をみることも多くなってきた。終末期といわれる時期があやふやとなり，患者・家族は「治りたい」という希望を抱きつつ，さまざまな治療の情報にアクセスする。しかし，「何が自分にとってよい選択なのか」「この治療をすることで今後どのようになっていくのか」「面と向かっては聞きづらいが，本当に主治医の意見に従っていてよいのか」「ほかにもっとよい方法があるのではないか」などいろいろと悩み，途方に暮れることも多い。

　それまでの抗がん剤での治療効果が徐々になくなり，次の段階を考える患者のストレスは計り知れないものであろう。これまで抗がん剤など積極的な治療を頑張ってきた患者が，人生の最終段階に差しかかったとき，私たち医療者は患者とどのように向き合うことができるだろうか。

　ここでは，終末期になって医療者への否定的な言動が目立ち，「死にたくない」と訴えながら，その希望がかなわないことがわかると，「治らないなら，早く死なせてよ。死にたい」と心を閉ざしていった患者とのかかわりを，事例を通して述べる。

 事例を理解する視点

- ☑ ケアとしてのコミュニケーションとは：患者が病気だけにとらわれないよう，日常会話を大事にしよう
- ☑ 今後の方針について揺れ動く患者の気持ちにどのようにかかわるか：アドバンス・ケア・プランニング（ACP）では看取りのことだけでなく，今後の過ごし方を一緒に考えよう
- ☑ 患者との関係が悪い同居家族とどのようにかかわるか：患者だけでなく，家族の話にもしっかりと耳を傾ける

 事例から学ぶトピック・ニーズ

積極的治療と緩和ケア，「死にたい」，ケアとしてのコミュニケーション

事例紹介

- 山本さん：50代，男性
- 疾患名：前立腺がん，リンパ節転移，骨転移，肺転移
- 職業：清掃関係の仕事をしていたが，自身の病気や母親の介護をきっかけに退職

家族状況

独身で実家の一軒家に兄（60代）と妹（40代）の3人で同居。兄とは折り合いが悪く，「口もききたくない」と訴えており，もともと食事など生活は別々にしていた。妹は難病を患っており，ADLは自立しているが，食事の支度などIADLに関しては他者の助けが必要であり，山本さんがずっと世話をしてきた。数年前に母親を介護の末，看取った経験がある。

身体状況

退院時

腰痛と左下肢のしびれのため臥床傾向も，トイレ歩行は自立，食事動作は可能だが準備は困難，入浴は拒否しており清拭希望，尿閉のため膀胱留置カテーテル挿入中である。PS：3，フェントス®テープ4mgとリリカ®300mg/日，セレコックス®200mg/日にて症状コントロール中である。

社会資源

前立腺がんで治療を続けてきたが，骨転移のため入院。放射線治療を行うが，著効なく，否定的言動が目立つようになる。「このまま病院にいても仕方がない」と本人が退院を希望したため，症状管理，精神的ケア，日常生活援助，家族ケア目的で訪問診療，訪問看護，訪問介護が導入となる。

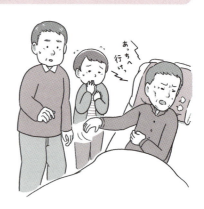

経過の見える化

3年前	6カ月前	1カ月前	介入開始	4カ月後
前立腺がん診断 ホルモン療法, 化学療法実施	骨盤転移 放射線外照射, RI内用療法	腰椎転移 痛みとしびれのため入院	痛みを抱えながら退院 在宅サービス導入	疼痛・敗血症のため緊急入院, その後永眠

山本さんの療養経過

介入の3年前に前立腺がん診断後，ホルモン療法，化学療法を行ってきた。

介入6カ月前に骨盤に転移が見つかり，放射線外照射やRI〔塩化ラジウム-223（ゾーフィゴ®静注）〕内用療法を実施した。今後，化学療法の適応ではないことが外来で説明され，対症療法を中心とした緩和ケアを勧められた。しかし，山本さんは「何か手立てはないか，このまま死ぬのを待つのは嫌だ」と治験への参加を希望し，緩和ケアに対して強い抵抗感を示した。

介入1カ月前，腰痛と下肢のしびれのため歩行困難で入院となり，新しく腰椎転移が見つかった。再度，放射線治療が行われたが，すぐに効果が出ず，増強していく症状に医療者への不信感を募らせるようになった。主治医や看護師に対して拒否的な態度や怒りの言動が目立つようになり，緩和ケアチームが介入することになったが，オピオイドの増量やレスキューの使用が提案されても，「痛み止めなんか効かない。がんを治す治療をしてよ」と訴え続け，退院を拒否していた。

山本さんは，妹のことが心配で早く帰りたい，しかし兄に面倒をかけてまで家に帰りたくないというアンビバレントな気持ちを抱えていた。

多職種のサポートを得て，少しずつ疼痛コントロールが図られるとともに，山本さんの外出・外泊が試みられ，「病院にいても治療しないなら家に帰りたい」と退院を機に在宅サービスが導入された。退院前にはケアマネジャーや同居中の兄，訪問看護師と一緒に，退院後の療養環境について話し合いを重ねた。また，緩和ケアの専門医による訪問診療が導入された。

山本さんは，退院後も痛みのためベッドに寝ていることが多く，以前のように妹の世話ができない状況にいらいらした様子がみられた❶。もともと折り合いの悪かった兄にも怒りを露わにすることが多かった❸。しかし，退院後2～3週間経過したころから，痛みが軽減し始め，活動範囲が広がってきた。看護師が訪問するたびに，「これだけ医療が進んでいるのに本当に治療方法がないの」「まだ死にたくない」という訴えが繰り返され，痛みに関する会話や清潔ケアなどには拒否的だった。

在宅医と相談の結果，介入から3カ月後大学病院にセカンドオピニオンを受けにいくことになったが❷，新しい治療法の提示はなく，頸椎転移を新たに指摘され，「もう，治るのは無理だね。だったら死にたい」と訴えるようになった。その後，痛みの増強がみられるようになり，「死にたい」と訴え続け，食欲は低下し，るい痩も著明となった。

介入から4カ月後自宅で敗血症の状態となり，山本さん・家族共に不安が強く，入院を希望したため救急搬送となり，数週間後に病院で永眠した。

訪問看護師がケアで困った場面

1 常にいらいらしており，ケアに拒否的

　山本さんは入院中から，積極的治療の提案ではなく，緩和ケアを勧めてくる主治医や医療者に対して不信感を抱くようになっていた。「妹の世話をしたい」と退院してからも，痛みのために思うように動けず，いらいらして「何もしてほしくない」とケアを拒否することも多かった。処方されている鎮痛薬を提案しても，「薬なんか増やしたって効かないじゃないか」「痛みのことばかり聞かれると，余計痛くなる」と訴えていた。口を開けば，「こんな状況では生きている意味がない」「まだ死にたくない，何とかしてよ」と訴え続け，ケアに入っている訪問看護，訪問介護のスタッフ皆が，山本さんにどのように接していけばよいのか悩んでいた。

2 「このまま死ぬのを黙って待ちたくない」と訴え，今後の方向性が決まらない

　退院後1カ月後くらいから，放射線治療の効果が出てきたのか痛みが軽減してくると，「このまま何の治療もしないで死を待つのは嫌だ，死にたくない」との訴えが多くなった。ところが，いざセカンドオピニオンの話になると，「今の主治医と同じで，治療法がないと言われるのが怖い」と結果と向き合うことへの不安を訴えた。
　一方で，主治医の説明には不信感もあり，「ほかに治療の手立てがあるのではないか」「多少の無理をしても治療の可能性を探りたい」という気持ちも強かった。山本さんにどうしたいかを尋ねても，「どうしたらよいかわからない」と具体的な計画を主体的に考えることはなく，今後の方向性について意思決定できない状態が続いた。

3 山本さんの「自宅にいたい」という希望とは反対に，兄は入院を望んでいる

　山本さんは，もともと兄とは折り合いが悪く，兄が食事の準備をしたり，洗濯したり，介護に介入することを嫌がっていた。医師からの病状説明時も，兄が同席して情報共有することを拒否していた。また，痛みが強いときは兄に対して怒りを露わにし，「あっち行け，放っておいてくれ」など暴言を吐くことも多かった。山本さんは兄の妹への接し方にも「私のように丁寧にはできないんだよ。兄に妹の世話を任せることはできない」と苦言を呈していた。また，妹は知的発達の遅れがあり，山本さんががんの終末期であることは理解できていなかった。山本さんが痛みでつらいときは，いつものように妹が山本さんに話しかけても，相手にしてもらえなかったり叱られたりすることも多かった。そのような山本さ

んに対し，兄や妹はどのように接してよいのかわからなくなっており，山本さんは自宅で最期までいたいと希望していたが，兄は症状悪化とともに入院を強く希望した。

困りごとから患者のニーズを知り，ケアを考える

1 薬物療法だけにとらわれず，コミュニケーションなどの工夫で痛みの軽減を図る

　山本さんのいらいらの原因の1つは，腰部の痛みであった。ただ，痛みの程度をNRS（Numerical Rating Scale）6～7と眉間に皺を寄せながら訴えるものの，「訪問看護時に山本さんがこれまでどのような人生を歩んできたか」「これまで大切にしてきたこと」「妹や母親の世話をしていたときのこだわりや工夫，思い出」などを聞いていると，表情が穏やかになり自らいろいろと語ってくれることも多かった。そして，退院して妹のそばにいられることの安心感と，思うような世話をしてあげられない悔しさを訴えながら，「病気のことばかりだと気が滅入るんだよ，こうやってふつうの話がしたいんだ」と訴えた。

　そこで，最初から無理に山本さんが嫌がるケアを勧めるのではなく，気分転換となるようなコミュニケーションを心がけ，信頼関係の構築に努めた。時にはバイタルサインのチェック後，会話のみで終わったこともあった。そうしながら，徐々に快刺激となるような足浴や部分清拭，マッサージなど，訪問時に何か1つケアを提案した。

　山本さんはグルメで，料理も得意ということがわかり，レシピを教わったり，簡単な料理ができるよう訪問介護で買い物をしたりと相談した。関係性ができてくると，鎮痛薬の話にも耳を傾けてくれるようになり，「だまされたと思ってレスキュー飲んでみてください。山本さんに合った処方があると思うので，効かないなら，在宅の先生とも相談して別の方法を考えてもらいましょうよ」と鎮痛薬を促し，一緒に効果を評価するようにした。そうしながら山本さんが医師と痛みについて話すきっかけをつくったり，自身で痛みのコントロール感をもてるように工夫していった。山本さんの訪問に関する情報共有については，訪問時に実施したことや得た情報，本人の希望や訴えを記入する多職種連絡ノートを作成し，情報共有に努めた。また症状マネジメントに関することや山本さんの心理的変化，家族関係についてなどは，直接医師やケアマネジャーと電話連絡や同時訪問をして，在宅チームでケアの方向性を統一できるようにした。

　また，退院後1カ月くらいして痛みがやや落ち着いてきた時期には，山本さんが妹にしてあげたいことを聞きながら，行動に移せるように背中を押したり，山本さんが妹との楽しい時間をもてるように，またそれを認識できるようにコミュニケーションを工夫した。妹は山本さんに，外出の準備を手伝ってもらったり，自分が描いた絵を見せて褒めてもらうことで，とてもうれしそうな表情を浮かべ，次々と山本さんに話しかけていた。訪問介護に買い物を依頼し，山本さんが妹に手料理をつくったときは，ふだんはスーパーの総菜などが多かった妹も「おいしい」と完食し，その様子を山本さんも嬉しそうに語っており，自己効力感を多少なりとも高めることができたと考える。

2 今後の方針について山本さんが主体的に決められるようにかかわる

　痛みが落ち着いてくると，山本さん自身，今後の自分について考えることができるようになり，反対に先のみえない状況に不安を抱くようになった。山本さんは50代であり，「まだやりたいことがたくさんあるから死にたくない」と訴えた。「現状は化学療法に耐えられる体力ではない」「反対に死を早めてしまうことになりかねない」と伝えても，受け入れられないと堂々巡りの状態だった。そこで，在宅医から大学病院にセカンドオピニオンを受けにいくことが提案されたが，「先生がせっかく紹介してくれているから，行かないと申し訳ない」という言葉が聞かれたため，「先生が言うからじゃなく，山本さんはどうしたいの？」と尋ねたが，明確な回答はなかった。そのとき，「やっぱり治療法はないって同じように言われたらどうしよう」と山本さんは不安を訴えた。状況を在宅医と共有・相談するとともに，「山本さんの気持ちが整理されるまでわれわれ在宅医療者は付き合うこと」「気持ちの揺れを前提として，山本さんの今の意向を伝えてくれてよいこと」「山本さんの意思決定を支えること」を約束した。セカンドオピニオンを受けると決めた後も何度か気持ちは揺れたが，最終的には山本さんが大学病院でセカンドオピニオンを受けることを決意した。

　セカンドオピニオンの結果も，病院主治医の意見と同様のものであったが，その後山本さんから積極的治療への言葉は聞かれなくなった。精神的ショックは大きかったと思われるが，次の段階に山本さんが進んだのではないかと考えられた。しかし，その後，痛みが増強して，今度は「死にたい」と訴えるようになった。私たちにできたことは，薬物療法も含め緩和の方法を一緒に考え，実行してみることと，日常会話をしながら山本さんのそばに寄り添っていることだった。ケアにあたる看護師も何もできない状況につらさを感じていたが，皆で情報を共有しながら，山本さんを独りにしないでそばにいることの大切さを確かめ合った。山本さんからは，訪問看護が来てくれると安心だから，訪問回数を増やしてほしいと希望の表出があった。

3 家族の意思決定支援にも注意しながらかかわる

　家族関係は長年の経過で培われてきたものであり，関係の浅い他者が短期間介入したからといって変化するものではない。山本さんは「兄の世話にはなりたくないから，兄はいないものと考えて対応してください」と希望していたが，経済的な問題もあり，すべてを在宅サービスに委ねることはできず，今後ADLが確実に低下していく山本さんにとって，兄の協力は必要不可欠であった。そこで，山本さんと兄のかかわりをアセスメントしながら，適宜，訪問時に兄と話す機会を設け，兄の気持ちの表出，今後の対応について一緒に考えた。兄は，仲が悪いとはいえ肉親である山本さんの面倒をみなければならないという気持ちを強くもっていた。しかし，山本さんからかかわりを拒否されることが多く，どのように対応したらよいか悩み，入院を希望していた。対応策としては，基本的にケアは訪問看護と訪問介護で行い，兄には緊急時の連絡役，鍵の管理，処方薬の受け取り，洗濯の取り込み，買い物，食事の片づけ，ゴミ出し，今までどおり妹の世話などを担ってもらった。

　このように兄の役割を一緒に考えていき，兄が存在意義を感じられるようなかかわりに

努めた。妹に関しては，今までどおり山本さんの横のベッドで過ごし，山本さんと会話ができる環境を残しつつ，生活上の世話は兄が担った。山本さんの具合が悪そうなときは妹もどうしてよいかわからず，不安そうな表情で兄を呼ぶことが多かった。また，病状については医療者から定期的に兄に説明をする機会を設け，今後の方向性を話し合った。兄の考えは，「本当は入院してもらいたいけど，本人が家を望む間はかなえてあげようと思います」と変化していった。しかし，山本さんが敗血症になり，山本さん自身が入院に同意したため，兄は救急車を要請した。

　山本さんの搬送を受け，継続看護として在宅での様子を病院に書面で伝えるとともに，訪問看護師が直接病棟に出向き，山本さんのお気に入りのケア，家族関係や妹との楽しそうだった場面など，山本さんが大切にしていたことの申し送りをした。

事例から"未来"を育む

- **痛みに関する質問，薬物療法へのこだわりが，患者の気持ちを痛みに集中させてしまう可能性がある**
  患者と信頼関係の構築に努めながら，薬物療法以外のケアの工夫，ケアとしてのコミュニケーションに留意しよう。

- **日々のケアのなかでアドバンス・ケア・プランニング（ACP）は展開されている**
  患者の気持ちは揺れ動くことを前提に，患者の価値観や人生観にふれながら，これからの過ごし方を一緒に考えよう。

- **終末期の患者と同居している家族は多くのストレスを抱えている**
  患者と家族の関係をアセスメントしながら，家族の役割に留意して家族ケアを展開しよう。

（田代真理）

○在宅療養支援における症状マネジメント○

術後回復プロセス、併存症に寄り添いながら、生きる意欲をどう支えるか

はじめに

　超高齢社会が進む現在，高齢のがん患者にかかわる機会や在宅療養の経過のなかで，がんの再発や転移をきたすケースも増えてきた。高齢がん患者の治療については「もう年だから手術や抗がん剤はしなくてもよい」という訴えもあれば，「治療ができるのなら，できるだけの治療は受けたい」という訴えもあり，今後の方針について意見が食い違うことも多い。加齢は個人差が大きく，同年齢であっても一様ではなく，暦年齢だけで治療の方向性は決められない。そこで，チームアプローチを軸にした高齢者機能評価（geriatric assessment；GA）が重要になる。高齢者の治療方針を決める際にGAで評価すべき項目として，身体機能（ADL・IADLなど），併存症（薬剤を含む），認知機能，精神機能（抑うつなど），支援体制，老年症候群が推奨されており[1]，さまざまな視点からリスク評価を行うことが必要とされている。手術後，寝たきり状態を余儀なくされ，患者本人が生きがいを失ってしまうようでは治療の意味もなくなる。ケア提供者には，手術など治療の実施前後の生活を含め，そのプロセス全体にかかわっていくことが期待されていると考える。

 事例を理解する視点

- ☑ 手術後の機能低下のため生きる意欲を失いかけている高齢がん患者にどのようにかかわるか
- ☑ 高齢がん患者のがん治療の意思決定支援にどのようにかかわるか
- ☑ 不安の強い高齢がん患者を介護する家族にどのようにかかわるか

 事例から学ぶトピック・ニーズ

高齢がん患者，術後回復プロセス，生きる意欲

事例紹介

- 中村さん：80代前半，男性
- 疾患名：食道がん術後，前立腺がん

家族状況

マンションに1人暮らし。息子2人。妻は慢性呼吸器疾患で中村さんが在宅介護を行っていたが，5年ほど前に他界。40代の次男が仕事をいったん辞め，同居して家事や介護を担っている。長男は，他県で自営業を営む。近隣に親戚はいるが，手術後は自宅にひきこもり，他者と積極的にかかわろうとしない。

生活状況

ADLはほぼ自立，手術後食事摂取量が減少し，腸瘻から経管栄養で補っている。体力低下が著明で，食事の工夫をしながらリハビリテーションを行っている。

身体状況

80代で食道がん手術後の苦しい時期を乗り越えたものの，生活が再び安定しかけたときに新たな前立腺がんが見つかり，生きる意欲が失われたように外来受診以外は再度ひきこもるようになった。

社会資源

要介護2で，定期的に外来受診して術後のフォローを受けている。訪問看護を利用，その他のサービスは本人拒否にて利用なし。

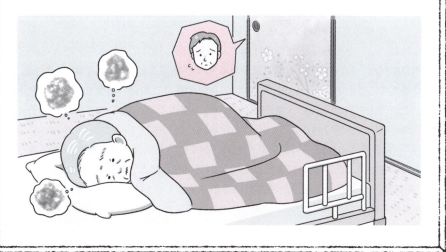

経過の見える化

2カ月前	介入開始	1年後	2年後
食道がんのため開胸開腹食道亜全摘術	退院，訪問看護導入，吻合部狭窄による食道通過障害著明	食事摂取量増加，腸瘻抜去	前立腺がんを指摘され，ホルモン・放射線療法の意思決定

中村さんの療養経過

　介入2カ月前に食道がんと診断され，近所の総合病院で開胸開腹食道亜全摘術を行う。StageⅡで，話し合いの結果，術後の化学療法などは実施せず，経過観察をすることとなる。手術後，経口摂取のリハビリテーションとともに，腸瘻より栄養補給しながら退院の運びとなった。そして退院後の一般状態の観察と腸瘻管理，栄養指導，精神的ケア，家族ケアなどを目的に訪問看護が導入された。

　退院後，術後吻合部狭窄による通過障害のため，食欲不振，嘔気・嘔吐などの症状が持続するようになった。入院中から食道がんと診断されたことで抑うつ状態がみられていたが，退院後，食べられないこと，経管栄養のため管につながれていることのストレスも加わり，精神的落ち込みがさらに強くなった。かゆみを伴う湿疹が体幹や四肢の広範囲に出現するようになり，外来受診など必要最低限のとき以外，外出をしなくなった。吻合部狭窄に対しては適宜，外来受診を行い，内視鏡的バルーン拡張術を繰り返した❶。

　1年くらいかけて徐々に通過障害が改善され，食事摂取量も増加していった。中村さんは「こんな管（腸瘻）につながれて生きていたくない。こんな管がついていたら心配で外にも出られないし，お風呂にだって入れない」と繰り返し訴えており，中村さんの希望で腸瘻が抜去された。その後，訪問看護時に屋外での歩行練習などを提案し，実施した。しかし，1人で積極的に外出することはなく，少しの身体の異変でがんの再発や転移・悪化を心配していた。介入の約2年後に，定期受診時の血液検査でPSA値の上昇がみられるようになり，精査の結果，前立腺がんであることが判明した。中村さんはさらに今後への不安が増大し，「もう手術はしたくない，死んだほうがいい」と訴えるようになった。息子たちは治る可能性があるのなら治療を受けてほしい気持ちが強かったが，中村さんは「もういい」と拒否するだけで，今後の治療方針についての話し合いができない状況であった❷。しかし最終的には中村さんが手術以外のホルモン療法と放射線療法を選択し，自らの希望を表明することができ，息子たちも父親の意向を支持した❸。

訪問看護師がケアで困った場面

1. 退院後，食道通過障害などのストレスから生きる意欲が低下していく中村さんにどのようにかかわっていけばよいか

　中村さんは退院後，手術前と同じような生活が送れるとイメージしていた。しかし，吻合部狭窄のため食事摂取は進まず，少し食べると腹部膨満感や嘔気に苦しめられていた。また，経管栄養の滴下速度を少し速めると下痢を繰り返し，経管栄養による拘束感も強かった。手術前から体重は10kg減り，体力低下のため日常生活全般にわたり同居する次男の世話を受けるようになった。

　そのようななか，原因不明の湿疹や腸瘻部のスキントラブルが繰り返しみられ，「どうして手術なんかしたんだろう。こんな状況じゃ生きている意味がない」と家で1日のほとんどを寝て過ごすようになった。人との会話も「しんどい」と，新しいサービスや人が導入されることにも拒否的であった。

2. 新たに前立腺がんと診断された中村さんにどのようにかかわっていけばよいか

　術後1年半ほど経過し療養生活が落ち着いてきたころに，中村さんは新たに前立腺がんと告知を受けた。「食道の手術が大変だったから，もう二度と手術はしたくない。もう死んだほうがいい」と訴え，外来受診時以外は再び家にひきこもるようになった。今後の治療についても，「もういい」と治療方針の話に耳を傾けようとはせず，息子たちに任せきりで，息子たちも中村さんの考えがわからず悩んでいた。

3. 中村さんの退院後，介護に必死になっている次男にどのようにかかわっていけばよいか

　中村さんは，妻の死後1人で暮らしていたが，食道がんの手術後，次男と同居するようになった。次男は介護のために，初め会社を休んでいたが，途中から介護に専念するために会社を退職した。次男は買い物など最低限の外出時以外は，常に中村さんと一緒に過ごしており，思うように気分転換ができていなかった。また，以前と違って依存的で弱音を訴える父親の姿を目の当たりにし，中村さんと親子で言い争いになることも多かった。次男は心身ともに自分に依存傾向にある中村さんへのかかわりに悩んでいた。また訪問看護師は，そういった家族にどこまでかかわっていけばよいのか悩んでいた。

困りごとから患者のニーズを知り，ケアを考える

1 症状マネジメントを図りながら，自尊感情（self-esteem）を高める

　退院後，中村さんを一番苦しめていたのは術後吻合部狭窄によって食事摂取ができないことであった。そのことがストレスとなり，湿疹が出たり，生きる意欲の喪失につながっていると考えられた。訪問看護では，自宅での中村さんの状況について医師と情報共有を図りながら，ケアをどのように組み立てていけばよいか話し合いを重ねた。

　まず，週2回の訪問看護のなかで，苦痛症状への対応を，中村さんと共に考えていくように心がけた。中村さんに症状を確認しながら，その原因や理由を一緒に考え，症状出現に至る食事のパターンを知ることや食べ方の工夫，早めの受診によるバルーン拡張術などの対応を検討した。少しずつ中村さんのなかで「今回は食べ過ぎた」「せんべいがだめだった」など症状の原因をつかみ，対応することができるようになっていった。また，腹部状態をみながら腸瘻からの経管栄養の注入時間や間隔・内容などを一緒に検討した。湿疹に関しては皮膚科の受診を促したが，軟膏などが処方されても「べたべたする」と次男のケアを拒否していたため，訪問看護時に清潔ケアや軟膏処置を心がけた。

　対応策を考えてもすぐにうまくいくわけではなく，失敗の繰り返しで，中村さんの苦痛症状を簡単に和らげることはできなかった。しかし，うまくいったこと，経過のなかで回復に向かっていると思われることは確実に増えていった。現れる症状を中村さんと共に一喜一憂するなかで，一種の連帯感のようなものが生まれ，信頼関係が築けた。また，中村さんがよくならない症状に対して弱音を吐くことも多かったが，つらい気持ちを傾聴しつつ，中村さんのこれまでを一緒に振り返りながら，中村さんの人生における成功体験や意味を一緒に感じることを心がけた。看護師との会話は，中村さんにとっては気分転換にもなり，昔話をしながら笑顔がこぼれることも多かった。中村さんはそれまでいろいろな奉仕活動にかかわっていたことや，家族や周りの人の面倒見もよく，皆が心配して連絡をくれていることがわかった。会話のなかで中村さんの存在自体の大切さを伝えられるタイミングを逃さず，積極的に伝えていった。中村さんの精神的サポートをしながら，体力の回復に合わせて訪問看護時に屋外でのリハビリテーションを促し，中村さんの活動範囲の拡大を図るようにした。術後中村さんの一進一退のプロセスに寄り添いつつ，中村さんと次男が孤立しないように社会性を保ち，中村さんの自尊感情が高められるようなかかわりを心がけた。

2 中村さんの不安を受け止めつつ，今後の治療についての意思決定を支える

　術後，食道通過障害など苦痛症状が強かった中村さんにとって，前立腺がんの告知は大きなショックであった。しかし，中村さんが80歳以上であり，食道がん手術後であったとしても，年齢だけをみて治療の中止や差し控えを判断することは危険である。検査結果，がんの病態，栄養状態などのほかに，認知機能，ADL・IADLを含む身体機能や生活状況，

家族の意向，社会サポートなどを総合的にみて，治療の適応が検討された。
　医師からは，手術の適応ではないが，ホルモン療法や放射線療法の適応はあると説明があった。中村さんは次男をはじめ医療者の支援もあり，30分程度の歩行訓練も問題なくできており，放射線療法のための通院も可能と思われた。最初は治療の話をかたくなに拒否していた中村さんであった。訪問看護では，共に歩んできた手術後の大変だった状況を振り返りつつ，まずは，中村さんの不安について明確化していき，話し合える機会をつくっていった。中村さんは手術や副作用への恐怖心が強かったため，ホルモン療法と放射線療法の流れや効果，副作用について訪問看護時にも補足説明を行った。初めは「自分はわからないから息子に話してほしい」という中村さんの希望に沿って，次男に説明をした。そして次男と中村さんが話し合える環境をつくった。
　訪問看護時に次男を通じて中村さんの理解状況を確認しながら，中村さんの疑問に答えていった。だんだんと，中村さん自身が直接疑問を口にするようになり，話し合いができるようになった。最終的に決断を下すのは中村さんかもしれないが，これまで一緒にかかわってきた看護師として自分の考えも伝え，中村さんの意思決定の参考にしてもらった。そして，中村さんの意向を明確化し，外来時に医師に意向を伝えられるよう後押しした。状況についてはあらかじめ医師と連携を図り，情報共有を行った。

3 家族関係に踏み込み過ぎないようにしつつ，次男の健康への配慮を心がける

　術後間もないころは，介護に専念している次男が休めるように，訪問看護の時間や回数を調整し，訪問看護時に可能なケアは引き受け，次男の身体的負担の軽減に努めた。また，玄関先など次男と2人になったときに思いを傾聴したり，ねぎらったり，頑張り過ぎないように伝えたりした。
　しかし，1年ほどたって中村さんの体力が回復してきてからも介護体制に大きな変化はなく，次男の存在に中村さんが依存し過ぎている印象を受けることがあった。訪問すると，中村さんと次男が気まずい雰囲気になっている場面もみられ，訪問看護師が中村さん親子の仲介を務めることもあった。次男が倒れると中村さんの在宅療養にも影響があるため，訪問看護では次男の存在の大切さを伝え，次男が疲弊しないよう家族ケアに努めた。次男の仕事への復帰などについて確認したこともあったが，「父とはいろいろあって，世話にもなったので，父が望むようにしたい」という次男の言葉から，家族の歴史のなかでの親子関係があり，自分たちなりに考えてバランスをとりながら今の生活を送っていることを認め，看護介入として積極的な介入ではなく見守っていくことの必要性をカンファレンスで話し合った。訪問看護では，中村さんのケアを通して次男とかかわりながら，次男が疲弊しないよう気分転換を勧めたり，思いを傾聴したり，介護方法の工夫などを一緒に考えたりした。その他は，次男のニーズに応じて意思決定支援などの対応を心がけた。

事例から"未来"を育む

✅ 心身のケアを充実させ,信頼関係を築きながらプロセスに寄り添う

症状マネジメントを行い療養生活の拡充を図りながら,困ったときに相談できるような関係性を形成していく。そのプロセスのなかで自尊感情を高めるようなかかわりを心がける。

✅ 高齢がん患者の転移・再発時などは,全人的な視点から今後の治療やケアを考えられる環境を整える

これまでのかかわりをふまえて高齢者機能評価を行い,患者が大切にしていきたいことを一緒に整理する。今後の治療やケアについて考えられるような情報提供,場の設定を行う。家族のこれまでの歴史に配慮しながら,タイミングを逃さず,必要時は家族へ支援できる体制を整える。

✅ 家族の心身の疲労軽減に努め,家族を支持することを忘れない

家族の関係性に踏み込み過ぎないような心がけも大切である。

文献

1) 山内芳也,長島文夫,河合桐男,他:高齢がん患者の機能評価.外科と代謝・栄養 52(1):17-22,2018.

(田代真理)

II章

複雑な背景をもつ対象へのかかわりを知りたい

総　論

複雑な背景・関係性を理解し，それを否定しない支援を検討する

1 なぜ関係性を読み解くことが大切なのか

　近年，社会の変化とともに，家族のあり方・関係性，生活の価値観などが多種多様になってきている。少子高齢化に伴い単身世帯，とくに独居の高齢者は今後もさらに増える傾向にある（図1）。そのため家族像も一昔前とは大きく変化し，「病人は家族が世話をする」「困ったときは家族で助け合う」「病気や命を最優先に家族で対応する」といったパターンに当てはめることが難しい事例も多くなってきた。そのため臨床現場では，症状緩和や看取りなどの疾患管理だけではなく，家族への対応や環境調整などで苦慮することも増えてきているのではないだろうか。

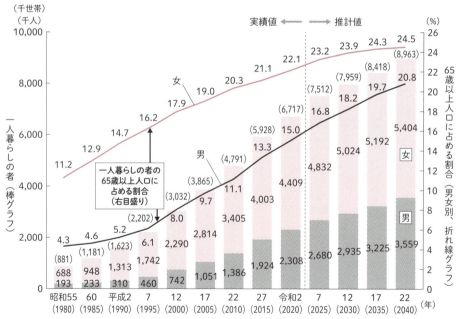

図1　65歳以上の一人暮らしの者の動向

資料：令和2年までは総務省「国勢調査」による人数，令和7年以降は国立社会保障・人口問題研究所「日本の世帯数の将来推計（全国推計）」〔2018（平成30）年推計〕による世帯数
（注1）「一人暮らし」とは，上記の調査・推計における「単独世帯」または「一般世帯（1人）」のことを指す
（注2）棒グラフ上の（　）内は65歳以上の一人暮らしの者の男女計
（注3）四捨五入のため合計は必ずしも一致しない
〔内閣府：令和5年版高齢社会白書（全体版），第1章高齢化の状況，第1節高齢化の状況（3）；3家族と世帯．https://www8.cao.go.jp/kourei/whitepaper/w-2023/html/zenbun/s1_1_3.htmlより引用〕

在宅ケアを提供するうえで，患者の病状だけでなく，どこで誰とどのような生活を営んでいるのか，家族や重要他者との関係性を読み解くことは非常に重要である。なぜなら，患者の療養生活を支援していくうえで，治療方針やケアプラン，療養の場の検討や意思決定支援のあり方，具体的なケアやサービスの提供方法などにも大きく影響するためである。例えば独居であっても，天涯孤独なのか，家族が遠方にいるのか，近くにいるのか，親しい知人がキーパーソンなのかでは，療養環境の整え方も大きく異なってくる。

また家族背景もどのような家族構成なのか，日中はほかに誰かがいるのかいないのか，子どもや高齢者がいる家族なのか，家族自身が病気をもっていたり介護を必要としているかによっても，対応は異なってくる。さらに，それぞれの家族と患者との関係性が親密なのか，冷めた間柄なのか，何らかの問題や課題を抱えていないかなど，それらの関係性がどのように家族全体や相互の関係性に影響しているのかによって，患者へのかかわり方を検討するうえでさまざまな配慮が必要となる。

ところが私たち医療者は，自分たちも個々では多種多様な価値観をもつ生活者でありながら，ケアする側に立ったときに，つい「患者はこうあるべき」「家族はこうあるべき」といった枠で患者・家族を判断しがちである。根底には，少しでもよりよい医療やケアを提供したいという思いがあるのだが，実際には医療者が期待するような対応を患者や家族が行わないことも多く，ジレンマを抱えることも少なくない。筆者の経験では，医療者側が考える「あるべき姿」を患者や家族に求めていくことで，ケースマネジメントがうまくいったことはほとんどなかった。一見，望ましい結果が得られたように思えたとしても，必ずどこかに患者・家族との間に溝や不満を生んでいることがあり，のちにトラブルになったり，後悔することになる場合もあった。

❷ 関係性を読み解き，否定しない支援を行うためのポイント

1) 自分の考えをいったん脇に置く

複雑な課題を抱える患者・家族に対してもよりよい在宅療養支援を行うために，患者・家族の関係性を丁寧に読み解くには，まずは自分自身がどんな視点で患者・家族をみているのかに気づく必要がある。

病院や施設での医療と在宅医療の大きな違いは，「非日常」か「日常」かであり，在宅医療では私たち医療者は「ホーム」ではなく「アウェイ」の立場であることを忘れてはならない。そのため，私たちが患者や家族の暮らし方や価値観を「良し悪し」で判断するのではなく，「ありのまま」を理解し，受け止め，そこに自分たちがどのようにかかわり，寄り添っていくのかを，具体的に調整・工夫をしていく必要がある。「症状緩和が第一優先である」「療養環境は清潔であるべき」「誤嚥や転倒を起こさないようにしなければならない」「家族は積極的にケアに参加すべき」などは，療養生活において大切なことではあるが，医療者側としての価値観をいったん脇に置きつつ，偏見をもたずに，「この患者・家族はどのような関係性のなかで，どのように生活をしているのだろう」「日常生活のなかで何を大切にしたいのだろう」と理解する必要がある。患者・家族に対する理解が広がり，深まることで，ケアを提供する際に優先すべきポイントや価値観がみえ，具体的な介入方法へのヒントとなることが多い。

2) 相手と信頼関係を築く努力をする

　在宅ケアを提供するうえで，患者・家族との信頼関係を築くことは必須である。信頼関係がなく，互いに対立していては，どんなによいケアを提供してもうまくいかないことが多い。少しずつでも，患者や家族と信頼関係を築き，深めていくことは重要である。

　誠実で適切な医療やケアを提供することや，アセスメントした病状や状況，治療やケア方針などを相手にわかるように丁寧に説明し伝えることは，医療の専門家として基本的かつ重要な態度である。「この人になら安心して任せられる」「この人になら話せる」となると患者・家族の安心感につながり，信頼を得やすい。また，さらにコミュニケーションにおいても，相手を安易に決めつけたり，良し悪しを判断せずに，自分のことを大切に扱い，尊重してくれる，より理解をしようとかかわってくれる人は信頼できるのではないだろうか。例えば筆者の場合，「Aさんは〇〇を大切にしたいと思っておられるのですね」「Bさんは，生活のなかでは△△が譲れないことなのですね」「Cさんに対して，□□といった思いをもっているのですね」と，傾聴した言葉や内容を判断やアドバイスをせずに，いったんそのまま繰り返し，受け止めたことを伝えるようにしている。さらに「もしよかったら，もう少し詳しく教えていただけませんか？」と言語化を促し，語ってもらうことで，相手の関心事に目を向け，共感的に寄り添うようにかかわることも有用である。

3) タイミングを見計らいながらかかわる

　患者・家族が「訪問診療はいらない」「訪問看護は来なくてもよい」「薬は飲まない」「ベッドはいらない」など，医療・介護の介入を拒んだり，ケアの必要性を感じていない場合，対応に苦慮することが多い。

　そのような場合は，無理に介入するのではなく，しかし手放すのでもなく，「困ったことなどがあれば連絡してくださいね」「いつでも相談してくださいね」など支援できることを伝えつつ，相手のペースにいったん寄り添い，介入するタイミングを待つことが有用である。患者・家族が，いつでもアクセスできるように環境や場を整えつつ，定期的に声をかけたり，病状変化や環境面など，何らかの変化があったときに「介入のチャンス」としてとらえ，対応するとうまくいくことがある。臨床現場では医療者や介護側の都合のよいようにはできないことも多く，より柔軟で臨機応変な対応が求められる。

1人で背負わない，支援チーム内でのコミュニケーション

　地域で療養する患者・家族を支援するためには，多職種での連携・協力は欠かせない。医療，介護，福祉にとどまらず，地域の人々，他職種，行政などさまざまな人たちとのチームアプローチを行うことで，複雑な課題を抱えていても，生活者としての患者・家族を支えることができる。対応困難な事例に対しても，1人で抱え込まずに，声に出すこと，誰かにつぶやくことで，粘り強く，あきらめず，手放さずに，寄り添い続けることができる。そのためには，一緒に取り組む仲間をつくり，仲間同士の信頼関係を築くこと，チーム内でのタイムリーでよりよいコミュニケーションをとることが重要である。

チーム内での情報共有，コミュニケーションの工夫

よりよいチームアプローチを行うためには，治療やケアの目標の共通理解，情報共有，チームメンバーそれぞれの役割の明確化が大切になる。患者・家族の思いや価値観を理解し，一方では病態や予測される経過なども把握しながら，それぞれのチームメンバーの役割を理解しつつ，どのようなアプローチがどのタイミングで必要となるのかなどを，チーム内で調整し実践・評価することが求められる。

職種の違いによっては，ケースマネジメントのアプローチや視点も異なることがあるが，治療やケアの目標や優先順位の共通理解ができていると，それぞれが専門性を発揮してかかわることができる。例えば，患者がオムツの使用を嫌がり，「できるかぎりトイレで排泄したい」という希望を支援する場合，その目標に向けて家族，主治医，看護師，薬剤師，理学療法士，ケアマネジャー，ヘルパー，福祉用具専門相談員などが目標を共有し，薬や環境の調整，トイレまでの動線の工夫，見守る体制など，それぞれの立場で役割分担してかかわることで，実現することができる。

大切なのは，たとえ立場や役割が異なっても，「患者・家族の療養生活を安心・安全・安楽となるように支えたい」など，チームとして目指していきたい共通の目標をもつことである。そしてその目標に向けて，個々の患者・家族に応じて，それぞれが役割分担を行いかかわっていくようなチームをつくっていくことである。よりよいチーム連携を行うためには，できれば顔がみえる関係から，互いに何をしているかがわかる関係へ，さらに相手のことを自信をもって紹介できるような関係へとなるのが理想的である。そのなかでも看護師は，患者が病気や障害をもちながらもどのように24時間，日常生活を営むかを支える仕事であるため，さまざまな職種間とのつなぎ役，要にもなり得る。看護師としての強みを生かし，患者・家族を中心としたチームのなかでの調整役となることが期待される。

行政の介入・制度を活用する

1 医療・介護で解決できない課題に対応する

患者・家族の地域での生活を支えるためには，そもそも医療や介護の力だけでは限界がある。私たち専門職が個々にケースにかかわるだけでは解決できない課題も多くある。例えば，生活保護世帯や成年後見人が対応しているようなケースだけでなく，経済的な問題や残される家族への支援は，私たちには対応が難しいことがある。そのような場合，各地域の行政の制度やリソースを知り，活用を検討することは重要である。とはいえ，看護師が制度やリソースをすべて知っておくのは困難である。そのため，行政の相談窓口など，それらの制度やリソースについて詳しく知っている人や部署と日頃からつながっておくと，複雑なケースに対応するうえで心強い存在となる。

また担当した患者だけでなく，その家族への支援が必要な場合も行政などの介入が重要になる。例えば，認知症高齢夫婦や障害のある子どもを抱えた患者など，「この人が亡くなったら，あとの家族はどうなるのか？」を予測し，可能であれば亡くなる前から行政などに残された家族の支援をつないでおくことは，地域の課題を支援するうえでも意義のあることである。

② 制度の隙間をリソースでカバーする

　残念ながら，現在の日本の医療制度や介護，社会保障制度のなかでは，誰もがいつでもどこでも必要な医療やケアが受けられる体制にはなっていない。例えば，患者の病名や病状によって活用できる制度が限られており，同じサービスを受けるのに患者の費用負担が異なっていたり，訪問時間や回数が限られており気がかりであっても頻回に様子をみにいくことができないなど，社会保障制度のなかだけでは対応できないことが多くあり，患者・家族の療養生活にも大きく影響する。現場の医療や介護の立場では解決できないこともあり，必要な医療やケアが提供できないなかで，そのままがまんするのか，見逃すのかといったジレンマや葛藤が生じることもある。例えば，40歳未満の若いがん末期患者の場合，どんなに重症度が高くても介護保険を利用できないため，在宅療養に必要な環境や支援を整えることが難しい。その場合，どのようにすれば少しでも安心・安楽に過ごすことができるか，さまざまな地域のリソースを活用し，工夫をする必要がある。そのためにも日頃から，地域のリソースやボランティア活動などの情報を把握しておいたり，地域のなかでのネットワークづくり・仲間づくりを心がけることは重要である。

（宇野さつき）

夫婦共に認知症の在宅療養を支援する

はじめに

　認知症だからという理由だけで，病院・施設などに出たり入ったり，転々としていてはきりがない。認知症だから，ケアマネジャーや介護職だけが支援を考えるのではない。一方で，「がん」だからという理由で，医療者がメインで支援するわけではない。医療・看護・福祉・介護・行政のそれぞれが，オーバーラップしながら役割を遂行する必要がある。そして，制度や支援の隙間からケアが必要な患者や家族がこぼれたり，抜け落ちないように，多職種・異業種・地域住民が地域独自のセーフティネットのような活動を考えることが求められている。

　これからは高齢者であっても，障害者であっても，自分のもてる力を最大限に生かし伸ばし，いろいろな資源とつながりながら，もちつもたれつの関係のなかで，可能なかぎり自立・自律が維持できる地域をつくっていく必要がある。それがこれからの地域包括ケアシステムの展開とその地域の懐の深さとなっていくのであろう。

　ここでは，長い経過のなかで，いろいろとスタイルを変えながら生活した認知症＋αの夫婦の支援について，さまざまな人がかかわった事例を読み解く。

 事例を理解する視点

- ☑ 結果を急がず，細く長くじっくりかかわる
- ☑ 医療者の常識にとらわれず，患者・家族のもっている力を可能なかぎり引き出し，支持しながら継続する
- ☑ 訪問看護師は伴走者として患者・家族を励ましたり，時に代弁したり，寄り添うケアを行う

 事例から学ぶトピック・ニーズ

認知症，家族支援，多職種調整

― 複雑な背景をもつ対象へのかかわりを知りたい ―

事例紹介

● 高橋勝さん：88歳，男性。高橋紀子さん：85歳，女性。2人とも認知症の夫婦

家族状況

　高橋勝さん，紀子さん夫婦は，一軒家に2人暮らしである。子どもは3人〔長男（65歳），長女（63歳），次男（53歳）〕いる。長男は同一敷地内の別棟に住んでいる。長女は県外に，次男は車で25分程度の場所に住んでいるが，職場が勝さん夫婦の家から5分程度のところにある。日中は長男と次男が交代で声をかけ，夕方に長男が顔をみて，長女は可能なときに数日連泊で様子をみにくることがある。長男は9年前に心筋梗塞となり加療中のため，実質的な介護者は次男であった。

身体状況

　勝さんは，30年来糖尿病に罹患していた。10年前に脳梗塞を発症後，再発を繰り返し，左半身麻痺の進行と廃用性から，8年前から寝たきり状態であり，このころから認知障害が出現した。さらに，5年前には肝臓がんが発見されたが，治療を拒否し，現在はインスリンを1日3回投与している。
　紀子さんは，勝さんの介護を行っていたが，5年ほど前から認知症の症状が出現し，3年前にアルツハイマー型認知症と診断された。その後，肝機能障害から肝硬変も指摘されたが，内服加療のみである。

生活状況，家族関係

● 勝さん夫婦と長男の妻は大変に折り合いが悪く，支援を受けることは不可能
● 次男の家族（妻・息子3人）とは良好な関係だが，子育て中のため全面的な介護参加は困難
● 長女は夫の両親の介護が必要なため，息抜き程度に実家に戻る程度

生活リズム
【勝さん】
● ベッド上での寝返り可，端坐位は不可
● オムツ内での排泄
● セッティングされれば食事はでき，誤嚥などはない
● 気が向けば，寝たばこをしている状況

【紀子さん】
● 7時に起床し，近くのコンビニエンスストアで新聞と牛乳を買う
● 8時に長男の声かけにて夫婦で朝食をとり，お昼までのんびり過ごし，12時前後に次男の声かけにて夫婦で昼食をとり，夕方まで夫のベッドのそばでのんびり過ごす
● 紀子さんは，夕方16時半になると近くのスーパーの惣菜を買いに行き，17時ころに長男または次男が声をかけ夕食をとり，その後20時ころに長男が声をかけ，入眠する
● これまでの習慣で，勝さんのオムツ内のパッドを抜くことと勝さんの希望する食べ物をベッドサイドまで運ぶことはできる
● 勝さんのオムツ交換，陰部洗浄などの清潔援助，更衣，インスリン投与などは不可
● 時間の経過（症状の進行）とともに，外出先から帰れなくなったり，オムツを台所で洗ったり，自分で入浴や更衣ができなくなってきた

経過の見える化

- 30年前〜 糖尿病発症（勝さん）
- 10年前〜 脳梗塞，左半身麻痺（勝さん）
- 8年前〜 寝たきり状態，認知障害出現（勝さん）
- **ここで訪問看護導入!!**
- 5年前〜 肝臓がん（勝さん）認知症の症状出現（紀子さん）
- 3年前〜 アルツハイマー型認知症と診断，その後，肝機能障害・肝硬変へ（紀子さん）

1 夫婦共に認知症の在宅療養を支援する

勝さん・紀子さんの療養経過

在宅医療が入った経緯

長男の体調不良が続き，次男への介護負担が増大し，夕食前の血糖測定とインスリン注射やオムツ交換などの継続は時間的にも難しくなってきたことから，徒歩5分程度にある訪問看護ステーションに，次男が直接相談に来た。次男からは「入院するほどの状況でもないし，両親は施設なんか行かないというし，私も実家に両親がいてくれるほうがいい。でも，兄が倒れ，義姉はあんまり当てにならないので…。夕方の世話だけでも頼みたい」と相談された❷。さらには，「入院しても父が大声を出すので個室となり，寝たばこするので強制退院になるし，その間に母は認知症状が進むので目が離せないし。かといって，両親を施設に入れるほどのお金がないし。どうしたらいいでしょうか」と話し，ぐったりした表情であった❸。

介入するための準備

勝さんの状態から判断すると，介護保険による訪問看護が対象となるため，介護支援専門員，主治医と調整を図った。主治医は勝さん夫婦宅から徒歩5分ほどの総合病院内科医であった。勝さんと家族の状況から訪問診療を打診したが，「病院の方針にて訪問診療はしない」「急変時は近いのだから車椅子にでも乗せて搬送してください」と言われ，死亡するような事態に陥った場合に関してもコメントは変わらなかった。また，勝さん夫婦が現在の主治医以外の医師の認識が困難なため，現行を維持することとした❸。

支援の組み立てを考える

支援として訪問看護では，毎日夕方1時間程度，清潔援助・排泄ケア・血糖測定・インスリン注射・食事セッティング・夫婦2人の内服介助などを行った。

夫婦共に看護師が認識できないため，看護師2名と次男とで協力し段階を経て介入した。看護師の介入が認識できた後に，訪問介護職員を同行で導入し，1年くらいかけて定着を図った❶・❹。体制を模索しながら，8年間の在宅療養を継続することができた。

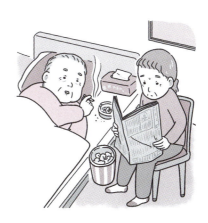

57

訪問看護師がケアで困った場面

新しい人や状況をなかなか理解してもらえない

　勝さん・紀子さん共に，食事・清潔・排泄などに生活全般の支援が必要であり，勝さんには血糖と排便コントロールに関するケアが必要であった。しかし，2人とも新しい人や状況を理解することが困難であった。
　例えば，次男と一緒の訪問直後はケアを受け入れてもらえるが，次男が退室後から，勝さんの看護師への暴言・暴力がエスカレートしケアが成立しないことがあった。そばで見ている紀子さんは，「私は知りません。あなたどなた？　勝手に来て何をしているの？」と協力を得られず，勝さんへの対応に苦慮している間に外出してしまい，行方不明になったことがあった。

家族の意見の足並みが揃わない

　勝さん夫婦は以前より施設などへの入所は希望しておらず，可能なかぎり自宅で過ごしたいと希望していたとのことであった。一方で，家族の意見にはバラツキがみられた。
　長男：自分に介護は限界。声をかけるぐらいしかできない。金銭管理は任されているので，介護保険の範囲の他人介護で生活してほしい
　長女：たまに行って，母の散歩相手にしかなれない。できるだけ隣に住む長男と，仕事場が近い次男が中心となって世話してほしい
　次男：結局は兄も姉も自分に押し付けるのだから，自分の思うように考えたい
　子ども3人は関係性が悪く，互いに隙間を縫って両親に思い思いの世話をするため継続性がない。医療や介護の窓口に別々に要望や苦情などを話し，支援者は困惑していた。家族間の意見，カンファレンスへの出席など，すべてにおいて足並みが揃わなかった。

医療支援体制を変えることが容易ではない

　夫婦は「あの先生（主治医）以外に診てもらうつもりはない。何十年とお世話になっているから」と話すが，主治医は「病院に来てくれたら診るけど，訪問診療には行かない。夫婦で共に認知症で，一方が寝たきりで自宅で生活なんてあり得ない！　でも，うちもベッドが空いているわけではないから来てもらっても無理！」と相互に引かないため，訪問看護師は困ってしまった。

4 現行のサービスに限界がある

　複数名の看護師の訪問が軌道に乗るまでに2年くらい経過した。その間に患者夫婦にも子どもたちにも体調の変化があり，2人の日中の食事や掃除・洗濯などの支援が滞る場面が多々みえ始めた。そのため，2人でデイサービスの利用も検討したが，生活リズムが崩

れたり，デイサービス先で紀子さんが徘徊し捜索することもあった。訪問看護だけの介入には限界があり，自宅におけるほかの支援の導入が必要と感じた。その際，ケアやサービスがバトンタッチする場面で，それぞれのケア提供者が互いにカバーし合いながらサービスを移行できることが，手厚い支援につながると考えた。

困りごとから患者のニーズを知り，ケアを考える

1 2人の特性を理解して，ケアを拡大する

　長男・次男と対策を考えた。当事者夫婦にとって安心・安全な人（次男）を窓口に，牛歩のごとく訪問を重ねた。次男にも「両親（勝さん夫婦）が家族以外を受け入れてくれるまで，一緒に頑張りましょう」と声をかけ，地道にケアを展開した。
①まずは，次男の夕方訪問時に看護師1名が同席する
②その看護師にケアを任せてもらえるよう一つひとつケアを引き受けていく（挨拶，清潔援助，排泄援助，バイタルサインの確認，血糖測定，インスリン注射，部屋の片づけなどを半年かけて行う）
③徐々に看護師2名で訪問しケアを引き継ぐ
④できるだけ4名以上が介入できるよう徐々に調整する
　結果，2年くらいかけて4名以上が介入できるようになった。

2 患者・家族の希望を聞いてみる

　まずは勝さん夫婦の思い（在宅での生活について，子どもたちへの感謝の思いなど）を確認し，医療・福祉・介護従事者が同席する場に子ども3人に集まってもらった。互いの思いを語り，家族の窓口や対応を決定してもらった。結果，意思決定は本人の意向を確認することになり，経済的決定権は長男を，直接ケアは次男を窓口にすることとした。
　可能なかぎり，それぞれの家族のもとに出向いたり，電話などで状況を伝えながら思いを確認した。子ども3人はそれぞれに思い（長男は自分の体調不良と嫁姑問題で苦労したこと，長女は夫の両親の介護に疲れ果てていること，次男は中心的にかかわりたいが，兄・姉と対等に話せないことにストレスを感じていることなど）があって今に至っていることを支援者が十分に理解したうえで，サポーティブな言葉かけができるように心がけた。
　長男には訪問時に声をかけ，雑談を通じて健康相談や家庭内の相談を受け，長女には訪問時に両親との時間をゆっくり過ごせるように訪問のタイミングを配慮した。次男とはできるだけ訪問前後に職場に赴き顔を合わせて情報交換を行い，ねぎらいの言葉をかけた。

3 患者・家族の望む医療と提供できる医療の落としどころを探す

　主治医のもとに通い，主治医の気がかりなことや不安なことを解消することで，可能なかぎり勝さんと家族の生活が安定できるような医療体制を模索した。

主治医は老老介護に不安を感じ，紀子さんの徘徊現場に遭遇した時期から，施設入所などを強く希望していた。そのため，定期的な面談と情報共有を図った。同時に，本人・家族に医師がどのような思い，心配を抱いているかを伝え，外来場面で医師と患者・家族のコミュニケーションが円滑に図れるよう調整した。

4 互いの役割を確認してエンパワーする。多職種・他職種で独自のサポート体制を創る

勝さん夫婦への訪問看護が軌道に乗ってから，次には訪問介護職員を同行訪問で導入し，1年くらいをかけて定着させ，午前中は介護職，午後は訪問看護が毎日対応できるようにした。夫婦の状態も徐々に変化するため，以下の4点を展開した。

①2～3カ月に1回程度は，本人・家族を交えて，介護体制の確認をした。訪問看護の場面で夫婦が語る子どもや孫へ伝えたい思いや感謝の気持ち，幸せな思い出などについても家族に伝えるようにした

②往診に消極的な医師のもとへ定期的に訪問し，身体状況を伝え，予測される事態と受け入れの体制を確認した

③勝さんは寝たきり状態のため，介護方法の統一，低血糖症状への対処，誤嚥予防に努めたセッティング，便失禁時等の排泄ケアの方法などを，介護職を交えて学習会や振り返りの場面をもった。介護職の不安の解消や現状に即した緊急時対応の方法を確認・伝達することも盛り込んだ

④一方で紀子さんの徘徊については，行動範囲内の主要な場所（スーパーや喫茶店など）に連絡し協力を依頼した。とくに，行きつけの場所には姿を見たら声をかけ，買い物支援，帰宅を促す声かけと，予測される次の移動場所（店）への連絡をお願いした。すると，決まった時間に外出と帰宅ができ，帰宅後には訪問介護による清潔援助などのケアを受けられるようになった

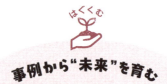

事例から"未来"を育む

- **支援者の枠組みにはめない**
  患者および家族の希望や患者・夫婦を支える家族の抱える問題を明確にし，生活に必要な医療的介入や支援を整理する。

- **患者・家族の生活リズムやもてる力はそのまま維持する支援体制を組む**
  活用できる資源や経済的負担を確認し，長期的な介入の予測を行い，患者・家族が互いをサポートし合いエンパワーすることができるように，多職種・他職種と共に生活リズムを調整し支援できるよう体制づくりを行う。

（濱本千春）

夫婦共にがんの家族を在宅で支える

> **はじめに**
>
> 　国民の2人に1人ががんに罹患する状況のなかで，がん患者の家族もまた，がんの治療中であったり，がんサバイバーであるケースが増えてきた。家族を「第2の患者」ともいうが，がんに罹患している家族は，患者を支える存在であると同時に支えも必要としている，まさに「第2のがん患者」であり，心理面・生活面などきめ細かな支援が必要となる。
> 　がん治療は病院を中心に，一人ひとりへの対応がメインとなるが，在宅医療の強みは，治療やケアを受けながらも「生活者」として，患者・家族どちらともを同時に一緒に支援していけることだと考える。その家族の物語のなかで，互いにがん患者として，どのような生活・関係性を大切にしていきたいかという個々のニーズに，バランスよくかかわれるのではないかと思う。在宅で，それぞれを「がん患者」としてだけでなく，「夫婦」としてもサポートしていけるようにかかわった事例を題材に考える。

 事例を理解する視点

- ☑ 夫婦それぞれに，いつ・どのようにかかわるか
- ☑ 家族としての力をどのように引き出すか
- ☑ 病院も含め地域で夫婦を支えるサポート体制をどうつくるか

 事例から学ぶトピック・ニーズ

家族支援，意思決定支援，病状予測

―○ 複雑な背景をもつ対象へのかかわりを知りたい ○―

事例紹介

◆ 夫：伊藤誠さん，70歳，男性，膵臓がん
◆ 妻：伊藤恵子さん，68歳，女性，乳がん

家族状況

誠さんと恵子さんの2人暮らし。犬2匹。息子2人はそれぞれ結婚し，長男は東京（遠方），次男は近隣に住んでいる。孫は4人。

経　過

【誠さん】
　介入7年前（9月）に，膵臓がんStage IVaにて膵尾部切除+脾摘+胃部部分切除を実施。介入6年前（3月）から術後化学療法の開始となるが，介入6年前（10月）には再発を指摘される。介入5年前から化学療法と並行して緩和ケア科で疼痛管理や骨転移部に放射線治療を行った。
　誠さんはゴルフが好きで，動けるときは治療の合間にゴルフに行っていた。検査データや体重，食事量，自分で行っている代替療法などをすべて記録しグラフや表にして，毎回受診時に持ってきていた。明るく前向きで，治療もギリギリまでチャレンジしていた。

【恵子さん】
　既往歴はなく，夫を見守りつつ，親の介護や孫・犬の世話，庭の手入れなどをしながらマイペースに過ごしていた。子どもたちには自分たち夫婦のことで迷惑をかけたくないと思っており，さばさばした感じの印象の女性である。訪問診療開始（1月）に誠さんの在宅療養を検討する際に，乳がんと診断され，外来化学療法を受けることになった。

経済状況

誠さんは会社経営者で社会保険は3割負担。

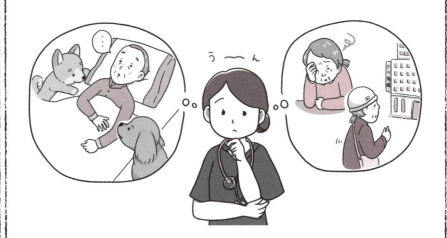

経過の見える化

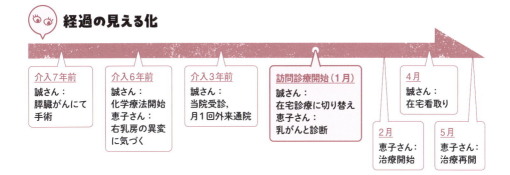

誠さん・恵子さんの療養経過

外来通院の時期

　介入3年前に，治療病院から「在宅かかりつけ医」としてクリニックを紹介された。がん治療を続けながら，治療病院の緩和ケア科と並行してクリニックにも外来通院し，疼痛コントロールや治療等の意思決定支援などが行われていた。クリニックの外来にはいつも誠さんが1人で通院し，血液データや体重，自分が行っている水素吸引の時間，免疫力を上げるために落語を見たかどうかなどをリストにして見せてくれていた。腫瘍マーカーはグラフにして推移がわかるようにし，それを見ながら今後の治療方針の意思決定を一緒に考えるようにかかわっていた。緊急時の対応を考慮して，月1回の訪問看護を導入し，その際に妻が同席していることもあったが，いつもニコニコと落ち着いた様子だった。その後，2年ほどは大きなトラブルもなく，抗がん剤や鎮痛薬を変更したり，脳転移部位にガンマナイフを行いながらも，仕事やゴルフをしながら過ごしていた。

訪問診療開始から看取りまで

　訪問診療を開始した年明け（1月）から急激に体力が落ち，1人での通院が難しくなり，恵子さんが車で送り迎えをし，診察時にも同席するようになり，医療者とも話す機会がもてるようになった。誠さんはどうにか治療病院に行くことができたが，「もう抗がん剤の治療効果がないので，ホスピスなどを探すように」と説明された。誠さんは自宅で過ごせるように自分の部屋や風呂場を改修することを決め，準備ができたらクリニックの外来通院から訪問診療に切り替えたいと強く希望した。

　しかし病状進行が早かったため，訪問看護の回数を増やすことを提案しようと誠さんを訪問したところ，恵子さんが誠さんのいないところで，「自分も体調が悪いので介護に自信がないのよ」といつもと違った険しい表情で話してくれた。「実は，何年も前から右の乳頭が溶けていくような感じになって触るとしこりがある。よくなるかと思って様子をみていたけど…。どこに行ったらいいのかもわからなくて。だけど，夫には知られたくない」と話してくれたが，その日は状態をみせてくれなかった。訪問看護師は恵子さんの気持ちをくみながらも，乳がんを疑い，誠さんには言わないので，まずはクリニックに相談に行くように勧めた❶。

　翌日，恵子さんが1人でクリニックを受診し，訪問看護師も立ち会い，右胸部を見せて

もらったところ，進行乳がんが疑われた。その時点で専門病院への受診を勧めたが，恵子さんは「これまでと同様に夫の介護を優先したい。私はどうでもいいのよ」と言われ，受診を拒んだ。訪問看護師が個別に恵子さんと話し，まずは受診することを勧め，今後の対応もふまえて，誠さんと同じ病院を紹介した❶・❹。

　病院側の地域連携室には，電話で夫妻の事情を伝えた。恵子さんは治療には消極的であったが，具体的な治療方法や今後の経過の説明を聞き，また通院治療と介護が両立できるように話し合っていくことを伝えると，治療を受ける選択をした。地域連携室と当院，訪問看護が連絡を取り合い，恵子さんの治療経過を把握し，副作用管理や心理面への支援，自壊創への対応を行うことになった❸・❹。この時点では誠さんにはまだ病名は伝えていなかった❷。

　2月のはじめに住宅改修が終わるとすぐ，訪問診療を開始した。誠さん自身がこれから看取りに向けてどのように過ごしていきたいのか，そして恵子さんの病気とこれから始まる治療のことを互いに話し合えるように，恵子さんを後押しした。恵子さんが誠さんに，乳がんで治療が必要であることを告げたところ，誠さんは「びっくりしたけど，元気なうちは僕をサポートしてくれると言っている。もう少し痛みが楽だったら自分でも動けそうだし，これからもできるだけ家にいたい」と話した❷。

　その後，誠さんのADLが徐々に低下し，恵子さんが抗がん剤の副作用で食欲低下や倦怠感があるなかで，互いに気遣いながら過ごしていた。恵子さんは訪問看護師との会話や犬の散歩などでリフレッシュをしながら，誠さんの入浴介助など無理のない範囲で介護を行っていた。誠さんの世話をしたい恵子さんの思いと体調とのバランスがとれるように，恵子さんと看護師とで誠さんのケアの分担を話し合った❸。

　3月末になり，誠さんは傾眠傾向で食事量が低下し，経口摂取が難しくなり内服薬が飲めないことで痛みが強くなることもあったが，投与経路を変更し，落ち着くことができた。誠さんが自分でトイレに行くことにこだわり，エアマットを入れるタイミングが計れず，仙骨部に皮膚剥離ができたときも，看護師が恵子さんと協働してケアを行い，恵子さんが安心してかかわれるように支援した。誠さんは「痛いのも困るが，訳がわからなくなったり，妻の言っていることがわからなくなるのは嫌だ」と話し，恵子さんが治療をしながら家で介護ができたほうがよいのではないかと考えた誠さんは，最期まで家で過ごすことを希望した❸・❹。そこで恵子さんの介護負担の軽減にもつながると説明したところ，エアマットの導入を承諾してもらえた。

　愛犬が誠さんのことを心配して，いつもベッドの上で添い寝していた。その後も，寝ている恵子さんを起こさずに誠さんが1人でトイレに行き，転倒したこともあった。そんな折，恵子さんが「彼に『よく眠れた？』と尋ねたら『眠れたよ。それでお母さんは眠れた？』と聞かれたの。『眠れたよ』と答えたら，『それはよかった』と言ったの。こんなことを言ってもらったのは結婚してから初めてよ」と話してくれることもあった。

　誠さんはしだいに自分でトイレに行こうとしても動けなくなり，声かけの反応も薄くなった。翌朝，恵子さんや息子たちに見守られながら息を引き取った。

訪問看護師がケアで困った場面

1 妻（恵子さん）のサポートをどのようにしていくか？

　恵子さんは病状を知ることや乳がんとわかってからも受診や治療を拒んでいたが，どうみても進行乳がんであった。恵子さんの思いを尊重しつつ，誠さんの状態も加味しながら，そもそも誠さんの在宅療養支援を行うなかで，恵子さんをどこまでどのようにサポートしたらよいのかに悩んだ。

2 夫（誠さん）にどのように病状を伝えるか？

　誠さんも予後が厳しくなってきている状況で，恵子さんの病名や病状をどのように伝えたらよいのか，誠さんの看取りに向けた介護と恵子さんのがん治療について，今後のことを話し合えるのか，夫婦間コミュニケーションをどのように支援したらよいのかに苦慮した。

3 誠さんの看取りと恵子さんの治療のタイミングのバランス

　誠さんのADLが日に日に低下するなかで，恵子さんは治療のため留守にすることもあり，誠さんは日中独居になるときがあった。恵子さんが抗がん剤治療後で体調が悪いと誠さんの介護ができず，互いに遠慮して気を遣うこともあり，看護師がどのように間に入ってバランスをとればよいのか悩んだ。

4 治療病院側との連携

　誠さんががん治療をあきらめて在宅での療養について検討し始めた時期に，恵子さんの診断・治療をどのように進めていくかという課題が重なり，また，その後の恵子さんの治療についても，誠さん・恵子さんの思いを尊重し丁寧にかかわるために，病院側にどのようにアプローチしたらよいのか，どこまで配慮してもらえるのかが不安だった。

困りごとから患者のニーズを知り，ケアを考える

1 恵子さんの意思決定と介護を支援する

　恵子さんががんの診断・治療を考えていくうえで，がんの治療や診断に関する適切な情報提供を行うとともに，誠さんの病状の理解と夫婦としてどのようにかかわりたいかを丁寧に傾聴し，今後の経過の予測も伝えながら，今は何を優先したらよいのか，何ができるのかを一緒に考えていった。

2 誠さんと恵子さんのコミュニケーションの橋渡しをする

恵子さんの病名や治療のことをどのように誠さんに伝えたらよいか，タイミングや話し方について恵子さんと話し合った．まずは子どもたちに伝え，誠さんに伝えた後のフォローができるように訪問日を調整した．訪問しているときに，誠さんと恵子さんの間に入り，互いの気がかりやこれからの過ごし方について話し合えるように，話題提供を行った．

3 誠さんのケアと恵子さんの治療の支援のタイミングを読む

誠さんの病状変化をみながら，看護師が予後や経過を予測し，また恵子さんの治療計画を把握しながら，訪問した際に誠さんのケアをどのようにしていくか，誠さんの介護を恵子さんにどこまで委ねるか，看護師がどこまで担うかなどのバランスを考えた．

4 治療病院側との連携

治療病院の地域連携室を通して，外来看護師にも協力してもらい，誠さんの状態を伝えながら，恵子さんの治療計画にも配慮が得られるように連絡を取り合った．

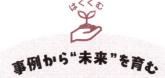

事例から"未来"を育む

- **患者・家族の病状変化や予後を予測し，かかわりのタイミングを読む**
  訪問した際に，病状や予後を読みながら，今どこまでかかわれば，本人も家族も安心・安楽に過ごすことができるのかを考えて，ケアやコミュニケーションに生かす．

- **それぞれの思いを丁寧に傾聴し，家族間のコミュニケーションを支援する**
  家族は一緒に生活していても互いの気遣いから，大切なことを伝えられないこともある．間に入り，それぞれの思いをつなげることで家族の凝集性が増し，納得した療養生活を送ることができる．

- **連携の力を生かし，チームで患者・家族を同時にサポートする**
  無理かもしれないとあきらめずに，患者・家族のニーズや希望を連携する他職種と共有し，どうしたらそれを支援できるのかを一緒に考えていくことで，患者・家族を支援する．

（宇野さつき）

3 身寄りのない単身者を多職種の連携と協働で支援する

はじめに

「1人で訪問してケアをして帰ってくる」，そんなことが当たり前なのが，在宅医療・訪問看護である。1人で行って「これで大丈夫かな」と不安に思う場面はたくさんある。療養者にとっても，病院のように近くにいつでも医療者がいる環境ではないことが，1つの不安要素になるかもしれない。看護師が訪問する回数にも限界がある。「もっとこうしたい，ああしたい」という思いもたくさんあるが，ほかに担当する在宅療養者もいる。だから私たち在宅医療者は，「できること」と「やれること」と「やらなければならないこと」を整理する必要がある。「自分ができないこと」「自分がわからないこと」をどうするか，そこに多職種連携・協働が求められる。

 事例を理解する視点

- ☑ 仲間をつくり上手に使い合う
- ☑ 看護師だけなら週1回のみとなる見守りも，ほかの職種と協力することで連日の見守りになる

 事例から学ぶトピック・ニーズ

独居，見守り訪問，多職種連携

― 複雑な背景をもつ対象へのかかわりを知りたい ―

事例紹介

- 渡辺さん：60代，男性，独居（近親者不在）
- 疾患名：上顎洞がん（三叉神経領域の痛み，腫瘍の炎症による発熱，膿汁による口腔内の汚染と悪臭，開口制限）

身体状況

　歯のぐらつきをきっかけに歯科受診したところ，大きい病院で診てもらうように勧められ，上顎洞がんの診断を受けた。
　三叉神経領域の痛みがあり，腫瘍の炎症による発熱を繰り返している。また膿汁による口腔内の汚染と悪臭があり，徐々に開口制限がみられた。

家族状況

　遠方に親族がいるらしいが，何年も連絡をとっておらず，かかわることを拒んでいる。

生活状況

　エレベーターのないワンルームマンションの4階で独り暮らし。
　もともと自営で仕事をしていたとのことであるが，病気をきっかけに仕事を整理し，人間関係をも整理しており，近親者・友人・知人は不在である。発病をきっかけに，住まいも現在の場所に引っ越したとのことであった。経済的にも余裕がない。

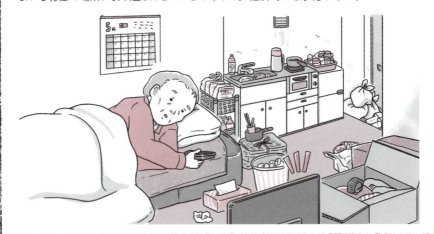

経過の見える化

在宅療養開始期
- 病院から訪問看護の依頼
- 在宅医，訪問薬剤師，ケアマネジャー，ヘルパーの調整

安定期（1～2カ月）
口腔ケアの相談後
- 訪問歯科，歯科衛生士，訪問マッサージの調整
- セルフケア可能→ヘルパー拒否

病状進行期（3～4カ月）
発熱→安否確認→調整の時期
- 発熱→せん妄→内服困難→疼痛の増悪
- 関係者による訪問頻度・内容の調整

臨終期（5カ月）
- 終末期せん妄

訪問スケジュールの変化

◘在宅療養開始期

（週1回ヘルパーも依頼したが，すぐに本人が拒否し，いったん中止）

曜日	月	火	水	木	金	土	日
午前	医師（隔週）		薬剤師		看護師（隔週）		
午後							

◘安定期

（口腔ケアの相談後：1～2カ月ころ）

曜日	月	火	水	木	金	土	日
午前	医師	歯科	薬剤師		看護師（毎週）		
午後			歯科衛生士				

◘病状進行期①

（発熱しやすくなってきた時期：3カ月ころ）→安否確認も兼ねて，それぞれの職種が訪問できる曜日を調整

曜日	月	火	水	木	金	土	日
午前	医師（毎週）	歯科	歯科衛生士	マッサージ	看護師	マッサージ	薬剤師
午後							

病状進行期②

（4カ月ころ）→1日に2回の安否確認に調整

曜日	月	火	水	木	金	土	日
午前	医師	看護師 歯科	歯科衛生士	マッサージ	看護師	マッサージ	薬剤師
午後	ヘルパー	ヘルパー	ヘルパー	ヘルパー	ヘルパー	ヘルパー	ヘルパー

渡辺さんの療養経過

　渡辺さんは通院治療をしていたが、積極的治療困難となり病院から在宅療養について説明を受け、訪問看護を利用することとなった。訪問看護師❺は病院から依頼を受け、本人と連絡をとり初回訪問の調整を行った。このとき、すでに病院からオピオイドを処方されて服用していたが、連絡をとるなかで残薬が少ないことが判明した。急いで訪問診療医❺を依頼し、訪問薬剤師❺を手配した。

　初回訪問時に自宅を訪れたことで、エレベーターのない4階のワンルームマンションで、一口コンロを使って自分で調理して食事をし、狭いユニットバスのお風呂に入り、部屋のほとんどを占めてしまうソファベッドに寝ている室内環境❸であること、さらには経済的にも余裕がない状況❶であることがわかった。

　病院から出されていた薬はシートのままで、残数がバラバラな状況であった。薬剤師と相談し、残数を合わせて一包化した。この時点では自分で管理できるということで、服薬カレンダーなどまではセットしていない。

　1人の生活であること、病気の進行を考え、介護保険の利用を勧めケアマネジャーとヘルパー❺の導入を手配した。しかし、まだこの時期はセルフケアができており、人が入ることの煩わしさを訴え、拒否された。

　出現していた身体症状は、三叉神経領域の痛み、不眠、腫瘍膿汁による口内悪臭、開口制限による食物摂取困難感、腫瘍や痛みの影響で前傾姿勢をとることによる肩こり、下肢・陰嚢の浮腫であった。痛みに対してはオピオイドの量の調整を医師が行っていった。

　開口制限があり臭気のある人への口腔ケアについて知り合いの訪問歯科医❺に相談したところ、「自分はがんの専門家ではないが…」と言いながらも診に来てもらうことができた。口内の状況を確認し口腔ケアのセルフケアをアドバイスし、定期的に訪問しケアを行いながら、歯科衛生士❺の手配をしてもらった。

　肩こりに対しては訪問看護時にマッサージを行いつつ、訪問マッサージ❺の導入をした。浮腫に対しては、利尿薬の使用と皮膚の保湿とマッサージ、そしてセルフケアを指導した。

　腫瘍の炎症から発熱することがあり、発熱すると薬の飲み忘れが起こり、飲み忘れにより疼痛の増悪、痛みによりせん妄という悪循環を起こしやすく、薬の定時服用が必要であり、発熱時に屯用の解熱薬を早期に服用することが求められた。しかし、1人であることから、発熱時に早期に対応できずに高熱になったり、定時薬の飲み忘れで痛みの増悪になったりする❷・❹ことがあった。せめて1日に1回は誰かが安否確認を含めて訪問し、

発熱の有無や薬の服用確認ができるように，あらためて関係者で調整を図った。調子がよいときは人の来訪を煩わしがったが，マッサージ師が訪問したときに発熱しており，意識が朦朧として薬も飲めていなかった場に出くわし，看護師に連絡が入り解熱薬を使用して早期に対応できたこともあった。誰が入っても薬がどこにあるかわかるように，また異常を発見したときの連絡ルートはどうしたらよいかを関係者間で確認した。さらに状態が低下してきたときは1日に1回の訪問も，1日に2回は訪問するように多職種で日程調整をしていった。

　最初に出会ったときは，「自分は最後は病院に行く」と言っていたが，亡くなる1週間くらい前，1人で動くのも難しくなってきたころ，本人に入院の確認をした際，「ここにいさせてくれ」と言われ，あらためて在宅での看取りを前提に関係者間で再調整した。

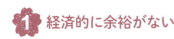

訪問看護師がケアで困った場面

1 経済的に余裕がない

　やがて介助が必要となったときに，経済的に余裕がないため，人的・物的支援をどこまで増やせるかが課題である。また，本人がどこまで望み，どこから拒否するか相談しなければならない。

2 孤独感

　自ら親族や知人などの関係者との縁を絶っている過去があり，今さら頼れないという思いの一方で，「日がな1日，なーんにもすることがないんだよ」と寂しさを訴える場面がある。

3 室内環境

　セルフケアが可能な時期は問題ないが，やがてセルフケアが困難になり得ることが予測され，移動・ベッド・入浴介助などをどうするか，環境面に課題がある。

4 発熱→せん妄→服薬困難→痛みの増強

　発熱するとせん妄を起こし，薬が飲めず，痛みが増強してさらにせん妄の悪化となる悪循環が生じている。

5 かかわる人同士の連携

　点在している事業所，異なる稼働時間のなかでどのように連絡をとり合うか課題がある。

困りごとから患者のニーズを知り，ケアを考える

経済的な余裕がないと思われるとき

訪問看護師の単価が高いため，看護師の訪問を週1回にして，見守り訪問をヘルパーに頼んだり，訪問日が重ならないように調整したりと工夫した。使うものも新たに購入するのではなく，自宅にあるものや購入するにしても単価の安いものを選ぶ工夫や努力（例えば陰部洗浄ボトルはペットボトルや食器用洗剤の空ボトルで代用，ストッキングをネットとして代用など）をして経済的負担がかからないようにした。

孤独感

訪ねる人もなく寂しさを訴えるため，連日誰かが入るように配慮したが，来てくれれば誰でもよいというわけではなかった。

3 環　境

経済的なことや本人のADLをみながら，どのタイミングで福祉用具の導入をするか見計らっていたが，結局終末期せん妄で入院するまで導入せずに間に合わせることができた。

【上記1〜3の共通として】

看護師は疾患と病院からの情報で，「そう遠くないうちに，病状の進行によりADLの低下とセルフケの困難が生じるだろう」と先読みして，早い段階でケアマネジャーと連携し，見守りのヘルパーを依頼した。しかし，本人にとってはセルフケアが可能な時期で，頻繁に来訪者があることを不快に感じていた。看護師としては先のことを考えての早めの対応であったが，本人が今まで1人で生きてきた背景を知る前に動き出したことを反省した。

治療のために通院を続けていたのが，ある日治療困難であることを伝えられて，バタバタと在宅療養の整備がされていった渡辺さんにとっては，「こんなこと（在宅で医療や介護が受けられること）ができるなんて知らなかった」という言葉にも表れていたように，助かったという思いと，治療困難になったという事実のなかで，まだ気持ちの整理がついていない時期であったことであろう。

4 身体状況の変化

疾患の影響により痛みや発熱が生じやすく，薬で症状を抑えていたが，薬が飲めていないと痛みが増強し，せん妄状態に陥りやすかった。独居のため，体調不良時に薬が飲めずに状態がさらに悪化することがわかり，まずは薬の飲み忘れがないように対応することが必須であった。そのため，かかわる人たち皆でその状況を理解し，薬がどこにあるのかを共有し，訪問したらまず薬が飲めているか，熱は出ていないかを確認することとした。

5 さまざまな職種や人が1人の患者に介入するとき

　本事例では歯科医や歯科衛生士，マッサージ師らがかかわっているが，在宅医療・ケアではそれぞれの事業所は離れたところにあり，別々の時間枠で訪問している。それぞれがそれぞれの専門性を発揮してケアにあたっているが，希望やゴールを皆で共有していないと，かかわる者（事業所）個々の思いのなかでのケアになり，療養者本人が同じことを何度も伝えなければならなかったり，誰かが聞き取った大事な情報が埋もれてしまったりする。また連携をしているつもりでも，制度の枠のなかでの連携しか意識していないと，情報が行きわたっていなかったことで本人の望まない状況になってしまうこともある。本事例においては，看護師に情報を集約し，また皆に情報を提供する役割も看護師が担った。

　メンバーは，がん末期状態の人の在宅ケアが初めての人もいたが，渡辺さんが亡くなった後も顔の知れた心強い仲間となった。

事例から"未来"を育む

☑ **1人で抱えず，皆の力を借りる。皆の力を借りてたくさんの力に変える**
　皆で共通理解してかかわることで療養者の安心・安楽につながる。1人の療養者にさまざまな人がかかわっている。

☑ **多職種がかかわったときのリーダーは誰か**
　事例ごとに，チームメンバーもまとめ役も変わってくる。互いを信頼し，任せ，必要度に合わせたメンバーを揃えることが求められる。メンバーには時に，専門職以外も含まれることを意識しておく。

（倉持雅代）

---

column　看取りにまつわる不思議な体験

　皆さんは患者の看取りにかかわるなかで，不思議な体験をしたことはありませんか。
　ある患者は，血圧も下がり脈も触れず，ほとんど意識もなく，いつ心臓が止まってもおかしくない状態でも，大切にしていた孫が駆けつけるまで旅立つのを待っていました。別の患者は，死ぬ瞬間を家族にみせたくなかったのか，ずっとそばにいた家族がほんの少し席を外したときに，そっと1人で息を引き取ったこともありました。筆者は家族に看取りに向けた説明をする際に，「生まれるタイミングは自分では選べないが，旅立つタイミングは自分で決めておられるような気がする」と話をすることがあります。何を優先してどのタイミングになるのかは，旅立った後でないとわからないのですが，そこには患者から残される家族や周囲への思いやりや愛情を感じます。だからこそ患者が自分なりに生ききることができるように，家族やチームメンバーと共に支えていきたいと思っています。
（宇野さつき）

○ 複雑な背景をもつ対象へのかかわりを知りたい ○

主介護者が精神疾患を抱えている
がん患者と支援チームへのサポートを考える

> **はじめに**

　一般的に，患者と家族はとても近しい関係ではあるが，抱えている課題は個々で異なる。QOLも心配事も皆違うのが当たり前である。さらに，がん患者と家族の関係性や健康状態をみると，「がん患者」は身体的や社会的にはつらい体験をしていることは大いにあるが，実は一番精神的に健康であり，バランス感覚があり，要となっているケースが多い。がん患者よりも家族のほうが，身体的・精神的・社会的・スピリチュアル的な問題が満載で苦しんでいるケースもある。

　ここでは，がん患者の在宅療養のキーパーソンが精神疾患患者のケースを取り上げる。治療期には問題にならない家族であっても，緩和ケアや在宅療養に移行した段階で変化がみられることがある。予後を見据えたなかで抱えている課題が次々に明らかになり，在宅での療養支援や家族への対応に苦慮した事例をもとに，患者や家族だけでなく支援チームへのサポートのあり方も考える。

 事例を理解する視点

- ☑ 家族の抱える苦悩を理解する
- ☑ 患者・家族にかかわる人々から生まれる陰性感情へ，どのように対応するかを考える
- ☑ 患者・家族のそれぞれの苦悩に寄り添い，望みを一緒に探す

 事例から学ぶトピック・ニーズ

精神疾患をもつ家族支援，地域ケア会議，複数対応

事例紹介

◆ 小林由美子さん：70代，女性，大腸がん終末期
◆ 小林麻衣さん：40代，女性，由美子さんの長女

身体状況

　由美子さんは2年前に大腸がんと診断され，治療を継続していたが，6カ月前より腰痛と腹部膨満の訴えがあり，腰椎への骨転移，腹膜播種，肺・肝臓への転移を指摘された。緩和ケアを主軸とした医療への転換を勧められ，自宅近くの緩和ケアに造詣の深いA病院へ4カ月前に入院した。
　A病院入院後より，骨転移には放射線治療，腹水貯留にはCART療法，痛み・不眠・食欲不振・排便困難などへはそれぞれに適切に薬物療法・非薬物療法が実施され，入院から2カ月程度で苦痛な症状はおおむね緩和されていった。由美子さんは寝たきりで人工肛門造設をしており，ストーマ交換や清潔援助などすべてにおいて全介助状態である。認知障害はなく，病状の進行に伴う痛みや食への希望など自分なりに表現はできている。

家族状況

　由美子さんには，麻衣さんをはじめ3人の子どもがおり，長女の麻衣さんは母親の介護目的で，県外から自宅に帰ってきた。ほかの2名は近市に在住だが，麻衣さんが付き添うことをきっかけに由美子さんの元に寄りつかなくなった。

生活状況

　由美子さんは自宅で独り暮らしだったが，退院後は麻衣さんが同居することになった。

介入に至る経過

　由美子さんが緩和ケア目的での入院から1カ月が過ぎたころに麻衣さんが帰省し，来院した。数日後には「母には私が付き添いますので」と言って，病院側としてはまったく付き添いが必要なく，依頼してもいないのに麻衣さんが24時間付き添い始めた。
　麻衣さんは「私は母の代弁者です」「私の言葉は母の意向です」と言い，療養環境が不適切であると部屋替えを迫り，訪室した看護師の言動に対して執拗に攻撃し，30分以上業務が停止するといった場面が多々あり，「病棟管理者（師長）を呼べ」とまで言い，埒が明かないと「看護部長を出せ」など繰り返し要求するようになった。一方で担当医師には「先生だけが頼りです，と母が申しております」，看護職スタッフからの苦情を仲介する際には「いいえ，違います。看護師さんが私たちをいじめているんです。助けてください」と言うような状況であった。そのため，当該病棟では対応に追われ，ストレスから職員の離職・休職が重なったことをきっかけに，由美子さんの状態が安定したころを見計らって在宅療養を勧められ，同意に時間は要したが退院となった。退院前にカンファレンスを実施しようとしたが，由美子さん・麻衣さん共に同意が得られず，開催できなかった。

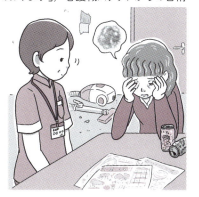

4　主介護者が精神疾患を抱えているがん患者と支援チームへのサポートを考える

―○ 複雑な背景をもつ対象へのかかわりを知りたい ○―

 経過の見える化

2年前	4カ月前	3カ月前	2カ月前
由美子さんは大腸がんと診断され、治療が開始となる	治療困難となり、緩和ケアへ主軸を移し、症状緩和の目的でA病院に入院する	入院病棟の看護師への麻衣さんの執拗な言動がエスカレートしていく	由美子さんの症状が緩和され、退院調整を開始する

前月3日	福祉用具の搬入についてケアマネジャーとトラブルとなる
今月1日	A病院より退院、その午後には訪問介護スタッフとトラブルとなる
2日	訪問看護の場面で暴言・暴力あり
4日	麻衣さんが行政窓口で「上の者を出せ！」と大声を出している姿が目撃される
7日	第1回地域ケア会議を開催する

由美子さんの療養経過と麻衣さんへの対応

　由美子さんの退院前から麻衣さんによる在宅関連職種への過剰な要求と暴言があり、日を追うごとにエスカレートしていった。例えば、玄関先に監視カメラを設置したうえで、玄関の見える部屋からこっそりと訪問者の行動を確認し、インターホンの押し方やインターホン越しの話し方が気に入らないと訪問を拒否した。また、行政には「○○事業所は契約しているのに来ていない。それなのに費用請求をしてきた（実際にそのような事実はない）。違反行為の多い会社は行政指導に入るべきだ！」などの電話を1日中かけたり、行政窓口で恫喝したりしていた。訪問看護の場面では、突然の罵声や壁を殴る、食器を叩き割るなどの行動がみられた。

　そのとき、由美子さんは「また、はじまった。迷惑な。あんな子、いなくなってしまえばいいのに。だからいらない子なのよ」と平然と語った。自宅内は由美子さんの周りだけは整っていたが、あとはごみが散乱していた。由美子さんのベッド周辺には家族写真が何枚か飾ってあった。

　由美子さんは日常生活支援が必要であったが、1日2回のヘルパーの介入で食事・内服・排泄（尿管留置、排便は看護師にて定期的な排便とした）・清潔の支援があり、状態は安定していた。

　しかし、自宅へ入るまでの対応やケア中に麻衣さんから「あ〜臭い、臭い。こんなにゴミ出して。誰が捨てると思っているのかね〜。あんたたちプロなんでしょ、もっとまともなケアできないの」「『痛いところないですか？　かゆくないですか？』ってバカじゃないの？　この人は（由美子さんのこと）小学生じゃないんだから、ちゃんと必要があれば言うわよ」「患者、家族を馬鹿にするんじゃないわよ〜！」などと言い、瓶や木棒で壁を殴りながら介護職員に話すこともあった。一方で、医師と看護師に対しては若干落ち着いた態度をみせていたが、相手を小馬鹿にした言葉やベッド柵などを叩きながら大声を出す様子があった ②・③。

76

それに対して由美子さんは「あんな出来の悪い子なんていなければよかった。とりあえず，今はあの子が退院すると言ったから家にいるけどね。私は家にいたいけど，あの子は嫌。あの子がいるからほかの子どもが寄りつかない。迷惑だけど，しかたない」と淡々と語っていた❶。
　そんななか，複数の職員が介入を拒否し始めた。理由は訪問中の暴言・暴力が耐えられないとのことであった❷・❸。

訪問看護師がケアで困った場面

麻衣さんの言動に対する由美子さんの無関心

　由美子さんの状態は落ち着いており，これまで提供されているケアになんら問題はなく，今後も継続が不可欠である。しかし，家族である麻衣さんの言動によって介入に制限があり，この状況に認知障害もない由美子さんがまったく関与しようとしないことに違和感をもっている。

❷ 介入困難だがSOSが出せない

　介入するスタッフが恐怖を感じており，安心して介入できない。また，誰に助けを求めたらよいのかわからない。

❸ 麻衣さんに必要な支援は何か，どうつなぐべきか

　おそらく，麻衣さんには何かしらの専門的な支援が必要であることが予測できるが，どのように対応したらよいのかわからない。

困りごとから患者のニーズを知り，ケアを考える

複数名で対応し，アセスメントすることで，問題の本質を知る

◉地域ケア会議の開催，陰性感情を吐き出す

　在宅7日目でケアマネジャー，担当地区の包括支援センター，訪問看護，訪問介護，訪問診療，訪問薬剤などが集合し，在宅療養の開始に至るまでの経過，在宅療養開始後の各事業所の抱えている問題などをざっくばらんに話した。それだけで，「本当に怖かった。私だけでなかった」「一緒に考えてくれる人がいると安心」などのコメントがあった。患者・家族の背景や現状の理解が乏しいために，必要以上に恐れていたこと，苦手意識などがあり，それらは防衛反応であることがわかった。
　まずは互いが安全に介入できることを目標とし，情報共有のあり方，自傷他害行為も含

め緊急時に備えて複数名の訪問，訪問前後の事業所管理者への安全と内容の報告，排泄や一部の清潔援助など，侵襲を伴う由美子さんのケアは看護師が実施し，介護職員の能力に応じて複数名での対応方法を検討することにした．

◎複数名での対応，情報共有

できるだけ複数名で訪問し，麻衣さんと由美子さんに対してそれぞれ別の看護師がケアにあたった．麻衣さんには，1人で介護されていることへの労いと感謝を常に伝え，肯定的・支持的なアプローチに努めた．由美子さんにはケアを通じて，家族背景や今後の自身のあり方への希望などを尋ねた．

由美子さんの話によると，結婚は望んでいなかったが麻衣さんの妊娠がわかり致し方なく結婚したこと，夫からDVを受け，夫の両親からは蔑まれていたこと，夫を病院で看取ったが愛着はなく，介護したい・失って悲しいなど一度も思わなかったこと，幼いころの麻衣さんはすぐに癇癪を起こし，見ていると夫にそっくりで余計に腹が立ったこと，何をしても要領が悪くて，屁理屈の多い子どもだったので本当にとても嫌だったこと，麻衣さん以外の子ども2人はずいぶん経過して授かったので可愛く，そして，自分に似て優秀で，進学も就職も何も困らない賢い子どもであったため，今でも大切であることなどが語られた．麻衣さんについては，自分の人生から消し去りたい存在であり，できるだけかかわりたくないとのことであった．ベッド周りの写真には麻衣さんの写真は1枚もなかった．

一方，麻衣さんへは一定の対応を行うことで，激昂することが徐々に減少していった．しかし，常にアルコールを飲んでおり，支離滅裂な言動は続いていた．介護のために帰省したとの話であったが，実はリストラされ，アルコール依存から家庭内が崩壊し，離婚調停にて精神科への通院を義務づけられていたが，遂行しなかったことで実子との面会も不可能となり，実家に戻ったとのことであった．帰省後は母親の介護を口実に精神科受診はしていないことがわかった．

麻衣さん以外の家族については，行政窓口や病院などでの暴言・暴力の経過から連絡先は把握しており，行政・ケアマネジャーが代表で連絡を重ねた．何とか，緊急時には駆けつけてくれることへの同意を得た．

◎A病院からの情報提供

A病院のスタッフも在宅スタッフと同じように傷つきの体験をもっていたので，共有する場面を設けた．そのなかで，今後の由美子さんの病状悪化が予測される場合には，後方支援病院として協力をお願いしたいことを再度確認し，その際の麻衣さんの対応についても一緒に検討した．

◎本当に苦しいのは誰か？

由美子さんはがん患者であり予後数カ月であるが，麻衣さんとの関係性を考えると，麻衣さんの精神的な苦悩のほうが大きいのではないか，とアセスメントした．そのため，今後はさらなる情報収集と麻衣さんへの専門家による支援の導入に向けた準備，麻衣さんを含め由美子さんの家族関係の調整などを検討することとした．

2 直接ケアに介入するスタッフをバックアップする体制の構築

◻第2回地域ケア会議の開催

　在宅14日目が経過したころより，再度会議を開催し，情報共有と問題の明確化，次の一手を検討する場面を設けた。現状では麻衣さんが由美子さんへ危害を加える場面はないが，今後の自傷他害行為に備えて，麻衣さんへの保健師介入のタイミング，麻衣さんの緊急搬送先の精神科病院との連携，民生委員・警察・消防への事前相談，由美子さんの緊急搬送先のA病院への連携などを確認した。

　スタッフの情報によると，麻衣さんは最近，横になっていることが多く，るい痩が顕著であり，以前ほどの活気がなくなっていること，アルコール摂取は続いているものの，アルコール残量から，アルコールの減るスピードは遅くなっている様子が見て取れること，食事をとっている様子がないことなど，精神面だけでなく，身体疾患の悪化や急変のリスクがあることを確認した。

◻緊急時の介入体制の検討

　麻衣さん，由美子さん共に身体・精神状態の急変が予測されたため，週1～2回ほどのペースでケアマネジャー・看護師・医師と連携を図り，緊急時を想定していた。麻衣さんの緊急時には保健師が同席すること，精神科への措置入院が必要な場合の家族の同意などを確認した。

◻麻衣さん以外の家族との連携

　麻衣さんにとって比較的安心してかかわれる親族（由美子さんの妹）に週1回程度，麻

---

column　ケアする人ほどケアが必要

　仕事が忙しくて心身ともにヘトヘトだったり，イライラすることや気がかりなことがあり仕事中もつい考え込んでしまうようなことはありませんか。

　看護師も生身の人間であり，生活者でもあり，日々の疲れやストレス，悩みや気がかりがあるのも自然なことです。ただ残念なことに，看護の仕事は自分自身がツールでもあるので，自分のコンディションは患者へのケアにも大きく影響してしまいます。疲れがたまってイライラしているときは，患者に丁寧に寄り添ってかかわるのが難しく感じますが，かといって対応せざるを得ないことも多く，ジレンマに陥ります。

　自分のことよりつい相手を優先して頑張ってしまいがちの皆さん，対応困難なケースにかかわる必要があるときこそ，ぜひ自分を大切にしてください。心身ともによりよい状態でいることが，よりよいケアにつながります。自分も相手も大切にするために，自らの心身のケアを大切にしてくださいね。

　　　　　　　　　　　　　　　　　　　　　　　　　　　　　　（宇野さつき）

4　主介護者が精神疾患を抱えているがん患者と支援チームへのサポートを考える

衣さんを気遣う目的で短時間でも可能な範囲での訪問を，ケアマネジャーを通じて依頼した。訪問看護からは2人の状態を伝え，理解を促した。

▶A病院との連携

由美子さんは低空飛行ながら状態は安定していたが，麻衣さんの状態が不安定なため，麻衣さんが専門的な治療を目的に入院・加療が必要な可能性がある場合に，緊急での入院があり得ることを事前相談した。

3 麻衣さんを専門家支援へつなげる

▶麻衣さんの背景を知る

訪問の経過から，麻衣さんが自分自身を語れる看護師が固定されてきたため，訪問時にあえて麻衣さんのケア目的でスタッフを組み，意図的に介入した。

すると，麻衣さんから，「これまで一度も母に認めてもらったことがなかった」「一度も愛された実感がない，今も頑張っているけど，認めてくれない」「今，振り返るとあれは虐待だったのかもしれない。明らかに，下の2人と私への対応は違っていた」「父と私だけは殴る，蹴る，の連続で…母は助けてくれなかった，母も暴力を受けていたのかもしれない」「早くこの家から逃げたくて，県外に出たけど，進学も就職も失敗して，結婚してもうまくいかず，気分を変えて仕事にと思ったけど，リストラにあうし…すべて，うまくいかない」「自分もまだ若いし，ちゃんと仕事がしたい，生きたい」などの語りがあった。

麻衣さんは幼いころから不安定な家族関係，母子関係のなかで生活しており，成功体験も乏しく，絵と数学だけは得意だが，運動・音楽は苦手で自宅にひきこもることが多かった。将来はIT関連の仕事を希望していたが，両親と折り合わず4年の浪人生活を経て家を出て，今回の帰省は18年ぶりであった。帰省を促したのは由美子さんで，手伝ってほしいと言われ嬉しくて帰省したが，何のコメントも感謝もなかったらしい。これまで，アルコール依存症，慢性膵炎，肝硬変を指摘され，24歳ぐらいから精神科を転々とし，パーソナリティ障害，統合失調症，うつ病などと診断され，「病院が変わるごとに病名もコロコロ変わるから，いったい，自分の苦しみは何からくるのかわからない，誰も自分を助けてくれない，絶望感でいっぱい」と語った。

▶麻衣さんの不安に寄り添う

訪問時には，できるだけ麻衣さんの体調から確認し，麻衣さんからみて母親である由美子さんの体調で気がかりなことはないかを尋ねてから介入した。時に，暴言や自傷行為がみられる場面では，由美子さんが見えないところに移動して，何があったのかを尋ね，どのようにすれば少しでも苦痛が軽減されるかを一緒に考え，寄り添った。

意図的な介入を通じて，消化器疾患の治療のために近所の内科を麻衣さん自身で受診したこと，近々にも精密検査を予定していること，精神科については20年以上前にお世話になった心療内科クリニックの医師を訪ね，不眠の相談をし始めたことなど，行動し，語れるようになっていた。周りが麻衣さんへの共感的な姿勢で臨むことで，麻衣さん自身が専門家への支援を求めるようになれた。

麻衣さんは，母親である由美子さんに自分の存在を承認してほしいと切願していたが，由美子さんの関心は乏しく，麻衣さん自身もそのことに気がつき始めたようで，「母の介護ではない自分の生活を考えたい」と吐露するようになった。

事例から"未来"を育む

- **誰の・何が問題なのか，複数の目・手を使ってアセスメントする**
  複数での訪問や地域ケア会議などを活用し，多角的で客観的な視点でアセスメントできるように工夫する。

- **1つの事業所で抱え込まない，SOSを出す，ケア提供者も専門家の支援を受ける**
  患者・家族への対応でケア提供者側が心身ともに消耗しないように，チーム内で課題を共有したり，ケアする側が専門家などからケアを受けられる体制を整える。

- **相手の意思決定できる環境を調整しながら，自己決定を支援する**
  精神科疾患など意思決定支援が難しい場合は，餅は餅屋へ，専門家へつなぐ。

（濵本千春）

──○ 複雑な背景をもつ対象へのかかわりを知りたい ○──

最後まで治療を続けたい
がん患者を，
最期まで自宅で支援できます

はじめに

　がん治療には次々と新薬が開発され，新たな治療が提案されるなど，まさに日進月歩の状況である。外来でのがん治療が主流となってきており，経口抗がん剤の種類も増え，自宅にいながらギリギリまで治療を継続するケースも多くなってきた。そのため，がん患者も「もうちょっと頑張れば，よい治療に出合えて，治るかもしれない」「ちょっとでも可能性のある治療にはチャレンジしたい」と，がんが進行し病状が悪化するなかでも治療の継続を強く望む場合がある。とくに若いがん患者や病状進行が早く「がん」という病気を受け入れ難い場合には，その傾向がより強いのではないかと感じる。

　われわれ医療者は，正確な情報と多くの事例の経験をふまえ，目の前のがん患者に今後起こり得る状況を予測し，リスクとベネフィットを勘案したうえで，身体的・精神的・経済的に負担となる可能性のある治療を手放したほうがよいと判断することがある。しかし希望にすがる患者に，それをどのように伝えるか難しさを感じることも多いのではないだろうか。

　ここでは，病状が進行するなかでも治療を続けることを目標にしていた若いがん患者へのかかわりを通して，在宅での支援のあり方を考える。

 事例を理解する視点

- ☑ 「治療を続けたい！」その先の希望を支える
- ☑ どのような選択をしても支えられるチームをつくる
- ☑ 治療方針の変更や病状の変化など急な対応を予測して備える

 事例から学ぶトピック・ニーズ

AYA世代がん患者，意思決定支援，家族支援

事例紹介

- 加藤さん：30代，女性 ❸
- 疾患名：進行胃がんStage Ⅳ，多発肝転移，腹膜播種 ❷

家族状況

4年前に結婚し，夫と2人暮らし。子どもはいない。両親は市内に住んでいるが実父が病気がち。

経　過

加藤さんは労作時に呼吸困難感があり近医を受診（3月末ころ），貧血と肝機能異常，多発肝腫瘍，胃壁肥厚を指摘され，A病院で胃がん，多発肝転移と診断された。5月から輸血や抗がん剤治療が始まり，腹水も改善したが，さらに治験や専門的な治療を受けたいと県外のB大学病院を受診する。治験は適応外だったが，新たな抗がん剤治療を受ける。7月に黄疸が強くなりB大学病院に入院した ❷。ERCP（endoscopic retrograde cholangiopancreatography；内視鏡的逆行性胆管膵管造影）を行い，8月より抗がん剤を半量にして治療を再開する。盆休み中に発熱があり，近くのC病院に緊急入院した。加藤さんは治療の継続を強く希望したが，B大学病院の主治医からは，状態がこれ以上悪化したら抗がん剤治療は中止し緩和医療に切り替えるよう勧められ，D病院に紹介される。

経済状況

共働きで加藤さんは休職中，夫はコンピュータ関係の仕事で，在宅でも勤務が可能である。治療については加藤さんの両親から経済的な援助がある。

身体状況

黄疸著明，腹水による腹部膨満感があるが ❷，自力でトイレ歩行，シャワー浴は行える ❹。食欲はあるが，十分に食べられず，普段の1/3程度である。

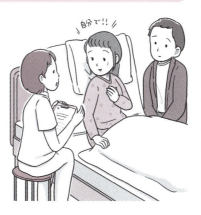

❺ 最後まで治療を続けたいがん患者を、最期まで自宅で支援できます

― 複雑な背景をもつ対象へのかかわりを知りたい ―

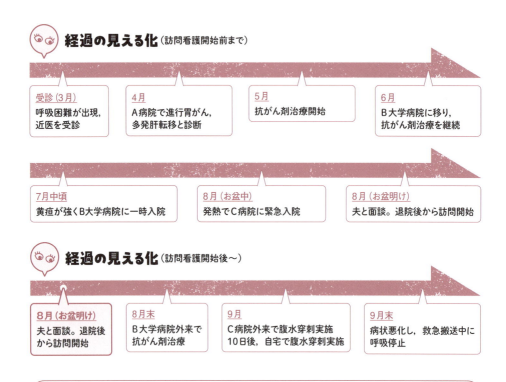

加藤さんの療養経過（訪問看護開始以前）

　同じ年の8月初めにB大学病院の地域連携担当看護師から連絡があり，まだ入院中でしばらく治療予定であるが，自宅から病院まで遠く，外来通院の負担は大きいと思われたため，退院後の支援をしてもらえないかとD病院に相談があった。D病院では受け入れは可能であり，まずは面談予約が必要であることが伝えられた。数日後，採血結果が悪く今回の抗がん剤治療は延期になり，本人の希望で急遽退院になったため，すぐにフォローしてほしいとの連絡が入った。しかし，盆休みにつき，D病院では面談が行えないため，盆明けの予約を取り，その間の対応はB大学病院側で行ってほしい旨が伝えられた。ところが，盆休み中に加藤さんは40℃台まで発熱し，B大学病院では対応ができないため，近くのC病院に胆管炎疑いで一時入院することになった。

　面談日はまだ入院中だったので，夫が1人でD病院に来た。夫からは「大学病院には治験を受けたいと思って行ったがだめだった。入院して熱も下がり，食欲はないが頑張って食べて，自力で歩けている。肝臓の値が落ち着けば，抗がん剤治療ができて少しよくなるのではないかと思っている。奇跡が起こらないかぎりよくならないとは思っているが，抗がん剤ができなくなると腫瘍も小さくならない。だから治療は続けさせたい」と話した。加藤さんもまだ治療は頑張りたいと思っているので，今後病状が進んでからのことは夫婦間では何も話し合っていないとのことであった❶。

　夫には，治療を続けていきたい気持ちも大事に支援していくが，治るのが難しい病気であるなかで，治療による体調へのデメリットもあること，治療のことと同時に病状の悪化に備えて，これからのことを考えておくことも大切であることが伝えられた。そして，そのことをぜひ本人と話し合ってほしいことが説明された❶。

加藤さんの療養経過（訪問看護開始以降）

治療継続に向けた生活支援の提案

　面談翌日，訪問看護師と一緒にC病院に加藤さんの様子を見にいった。加藤さんはしっかりした様子であったが，皮膚黄染が強く出ていた❷。彼女は「入院よりはできるだけ家のほうがいいな。肝機能がよかったらぜひ治療を受けたいんです」と笑顔で話した。退院に向けて介護ベッドなどの導入を勧めたが，「まだ動けるから大丈夫」と断った❹。C病院退院後に，福祉用具専門相談員と一緒に面談した。40歳未満のため介護保険は利用できないが，市の制度を利用して福祉用具のレンタルやヘルパー導入ができることを説明した❸。加藤さんは「動ける間は自分でやれることはできるだけやりたい」と繰り返し話した。肝機能に負担をかけまいと，鎮痛薬などの薬をできるだけ飲まないようにしていた。

　紹介先のB大学病院には，連携室の看護師を通して加藤さんの状態，今も治療を希望していること，夫には今後のことも話し合うように勧めたことを電話で伝えた。その後加藤さんは8月末にB大学病院外来で，肝機能がいくらか改善したため予定の半量の抗がん剤治療を行うことができた。「何とか効いてくれたらいいんだけど…」という加藤さんに，「頑張って受けたから少しでも効いてくれたらいいですね。今の体調はどうですか」と尋ねた。「病院の往復もあって，だんだんしんどくなっています。でもちょっとでも自分で動きたいんです」「自分で動けるようにするには今回のように，かえって治療や，治療の往復が足を引っ張るかもしれないね。次の治療も，病気だけに目を向けるのではなく，加藤さんとご主人との生活を大事にするには，これからどうしたらよいかという視点で考えられたらいいなと思うよ。ご主人とも今後のことを相談できたらいいね」と伝えた❶。

　徐々に黄疸，腹水による腹部膨満感が強くなり，1週間後にB大学病院に行ったときは血中ビリルビン値が高く，このままでは治療ができないといわれた。訪問看護では排便コントロールや下肢のマッサージ，食事のとり方の工夫などを提案した。いくらか腹部膨満感が軽減し，少し食べられるようになったと笑顔がみられ，訪問看護師にいろいろと相談してくれるようになった。そして「自分で動きやすくするために，使ってみては？」と再度，福祉用具の利用を勧め，当院からシャワーチェアを貸し出した。翌日に電話で様子を聞き，「楽にお風呂に入れたんですね！」と福祉用具を利用することで，自分で楽にシャワーができることを実感してもらえるようにした。介護ベッドも借りることになり，市の制度の手続きを行うと保健師が様子を見にきてくれて，相談できるところがあることを感じてもらえた❸・❹。その後も少しずつ腹水による腹部膨満感が強くなり，日中もウトウトすることが多くなるが，加藤さんは自力でシャワー，トイレに行っていた。治療についても「無理をしないで休みます」と話した。

急な病状進行と意思決定支援

　9月半ば，下肢の浮腫，腹水がかなり強くなり，夫から腹水穿刺をしてほしいが，初めてなので病院でしてもらいたいとの相談があった。C病院の地域連携室に相談し2日後にC病院外来で腹水穿刺を受けた。C病院側とは，緊急時の受け入れ体制についても調整を行い，了承を得た❷。

　数日後，電話で様子を確認したところ，夫から，加藤さんがずっと眠っていて話がしづらいと聞き，臨時訪問した。ろれつが回らず応答が難しく，視線も合わず，肝性脳症や状

5 最後まで治療を続けたいがん患者を，最期まで自宅で支援できます

態の悪化が考えられた。夫にそのことを伝えたが，できるだけ家にいたいとの希望があり，在宅医の指示でアミノレバン®の点滴を行った。看取りが近いことをふまえ，夫に今後予測される経過を話し，これからどこでどのように過ごすか，加藤さんとの話し合いを確認しながら相談した。夫は，実父ががんで入院していたときに急変し看取りに立ち会えなかった経験があり，病院であれ自宅であれ，加藤さんをしっかり最期まで看取りたいと話した。また，病状が厳しいことを両親にも伝えるようにした。

翌日の往診では少し意識レベルが戻り，時々せん妄もあるが，自分でシャワーもでき，玉子かけご飯を食べることができたと話した。痛みは鎮痛薬でカバーできていた。

週末になり，夫から「何とか腹水を抜いてほしい。腹水があることで動けないことが悔しい。腹水がなければもう少し食べたり動いたりできるんじゃないかと思う」と電話で相談があった。C病院にも相談したが土日での対応が難しいため，週明けすぐに検討することになった。経口摂取ができなくなり，夫の希望で点滴を行った。また，それぞれの両親が面会に来た。週明けに加藤さんに確認したが腹水穿刺を強く希望した。病状がかなり厳しいことも説明したが，夫も「たとえ予後が数日でも，彼女が楽になり，動けるなら」と言い，自宅で腹水穿刺を行った。施行前後でバイタルサインは変わりなく，加藤さんは笑顔で「ありがとうございます。楽になりました」と言った。

その夜，倦怠感の訴えがあり，訪問看護師が様子を見にいった。夜中に痛みが強くなり頓服薬を使っても治まらず，呼吸状態が悪化してきたため，夫が病院受診を希望した。C病院に連絡し，救急搬送するが車内で呼吸停止し，病院で死亡確認となった。

夫は，「病院に行く途中で呼吸が止まったけど，それまではずっと抱きしめていた。自分が最期まで看ることができてよかった。彼女も最期まで頑張ったと思う」と話した。

訪問看護師がケアで困った場面

1 治療のことやこれからのことを夫婦間で話し合えていない

加藤さんも夫も抗がん剤治療を強く希望しているが，病状が日に日に進むなか，これからの過ごし方について夫婦間で話ができていないことで，いざというときに加藤さんや夫が納得のいく対応ができるかどうか，また訪問看護師もどのように対応していったらよいのか判断ができないと思った。夫から加藤さんに予後が厳しいことは伝えにくく，周囲にも心配をかけたくないからと相談ができず，夫が自分だけで抱え込んでいるのではないかと思われた。

2 急変のリスクあり

病状から，肝性脳症など急激に病状が悪化する可能性があったが，今の病院主治医のいるB大学病院は遠方であり，緊急時のサポート体制をつくっておくことが必要であると思われた。加藤さん夫婦の住むマンションはカードキーでないと開けられず，管理人は日中不定期の対応であるため，緊急時の訪問や夫のいない日中にどうするかが課題になった。

3 介護保険が使えず医療費も3割負担

加藤さんは30代であったため，介護保険は利用できず，また医療費も3割負担であった。加藤さんの両親から経済的援助は受けていたが，在宅での療養環境づくりや訪問回数など，経済的な配慮も必要であった。

4 自分で動けるから，訪問看護はいらない!?

疼痛や下肢の浮腫，腹水などがあっても自分で動ける加藤さんは「訪問看護はいらない」と言った。自分で頑張りたい気持ちも支えつつ，急変のリスクもあるなかで，訪問看護をどのように組み入れていくかに悩んだ。

困りごとから患者のニーズを知り，ケアを考える

1 タイミングを見計らってこれからのことを話し合う

加藤さんの「治療を続けたい」気持ちの先に，どのような思いがあるのかをキャッチするように心がけた。加藤さんにとって，最期まであきらめないこと，自分で動けることが大事であることがわかった。そのため治療の継続について，福祉用具の利用や訪問看護も「少しでも自分で動ける」ことを軸として，考えたりとらえてもらえるようにかかわった。そして，体調の変化などのタイミングを見計らいながら，現状を互いに確認し，一つひとつ課題を相談していくようにした。

---

column　全国に広がる若年がん患者の在宅療養支援事業

兵庫県が2015年に全国で初めて導入して以来，介護保険が利用できない40歳未満の若いがん患者への在宅療養支援事業を行う都道府県，市区町村が増えてきた。対象となる年齢幅や自己負担額の上限，利用できるサービス内容がそれぞれの行政によって異なるが，訪問介護や訪問入浴の利用，福祉用具の貸与や購入が，ほぼ1割負担で行える。これによって，必要な介護ベッドやエアマット，手すり，車椅子などがレンタルでき，ヘルパーによる家事援助や身体介護などの在宅でのサポートが受けられ，訪問入浴も利用できる。少しでも家族と一緒に過ごしたい，仕事や役割を継続したいと願う若いがん患者が，いくらかでも安心して住み慣れた自宅での療養を続けることができる。また，車椅子に乗って一緒に買い物やコンサートに行ったり，リビングに介護ベッドを置いて子どもたちと一緒に過ごすなど，患者の希望をかなえることにもつながっている。

（宇野さつき）

5　最後まで治療を続けたいがん患者を、最期まで自宅で支援できます

2 予後を読みつつ，支援体制を整える

　在宅医，訪問看護師だけでなく，福祉用具専門相談員や保健師，B大学病院，C病院とも情報共有を密にし，病院でも在宅でも，点滴の実施や腹水穿刺など状況に応じて素早く選択できるように準備した。夫には加藤さんの生きざまを見届けたい思いがあり，自宅か病院かでなく，病院でも在宅でも看取りが行えるように体制を整えるようにした。両親には直接会う機会がもてなかったが，夫を通して，義父母とのコミュニケーションを支援した。

3 地域のリソースを活用する

　介護保険が利用できなかったが，地域の若年がん患者の支援体制を活用したり，医院にある物品を貸し出したりした。普段から連携をとっている福祉用具専門相談員の協力を得て，加藤さんの相談にも乗ってもらえるようにした。市役所の保健師もサポートに入った。

4 訪問看護の役割を伝える

　訪問看護では，加藤さんが大切にしたい「自分でできる」ことを軸に，スキンケアの指導や食事の工夫などを伝えることから始め，加藤さんや夫の相談役として緊急時の連絡先としてかかわった。「『自分でできる・やれる』を訪問看護で支えてもらえる」と実感してもらえるようにした。足のむくみ，痛み，腹水への対応や食事の選択などを支援した。

事例から"未来"を育む

- **「治療を続けたい！」その先の希望を支える**
  「治療を続けるかどうか？」ではなく，そのことによって大切にしたいことや「自分で動きたい」「よい状態でいたい」という希望を軸にかかわる。

- **どのような選択をしても支えられるチームをつくる**
  地域のリソースについて患者・家族に情報提供を行い，チーム内でも患者・家族の状態や希望をタイムリーに共有し，経過を見守る。

- **急な対応に備える**
  患者の予後やニーズの変化を予測しながら，さまざまな状況を想定し，日々の情報共有を密にしておく。

（宇野さつき）

Ⅲ章

制度・仕組みを知り,

活用する

― 制度・仕組みを知り，活用する ―

総　論

　「制度は生き物である」とは個人的見解ではあるが，制度は時代とともに変化する。その最たるものが介護保険制度である。たかだか四半世紀の運用でこれほど変わる制度も珍しい。その当時，海外で日本以上の高齢化率を抱える国はなく，どこもそれぞれのお国事情で社会保障制度を変革していた。わが国も超高齢社会から多死社会に向けて，考えながら法律をつくり，現場を動かしながら制度を変えてみた，という印象である。結果的に，最初は3年ごとの変更・更新であったが，現場で対応してきた感覚としては，半年で制度解釈が変わることもあった。まさに生き物である。

　わが国の福祉は自己申告制である。税金と介護保険料などは本人の了解なく徴収されるが，社会福祉制度については本人または本人が認めた代理人による申請でなければ享受できない。行政の窓口から「こちらのほうが有益ですよ」と優しい言葉をかけてもらえることはない。それぞれの社会福祉サービスは「役所に提出したとき」「受理されたとき」「結果が出たとき」のみ有効である。出し忘れたからといって，国や自治体は大目には見てくれず，察してもらえることなどない。制度や仕組みを知っているか・知らないかは，その後の生活に，当人だけでなくその子孫にも大きな影響を与えることがある。

　つまり，制度や仕組みを活用すれば，世の中のある程度の福祉は『ある程度の平等』の下に受けることができる。しかし，制度を知らない，事情を理解して代行してくれる人がいないなどさまざまな理由でうまく制度につながらなかった場合は，残念ながら現在のわが国では「自己責任」としてまとめられ，切り捨てられる。地域・在宅の現場には，憲法第25条に提示される『国民の生存権』は守られているのか疑問を感じさせる現実が存在している。

　さらに，これらの制度や仕組みはわかりにくい。一般市民が理解するのは困難極まる。デジタルリテラシーの不足している人や社会的孤立状態にある人，生活困窮者には一層厳しい。だからこそ，わかる人材につながることが一番の近道ともいえる。私たち，生活の専門家である看護職が，制度を熟知し，活用し，過不足を提言できることが，専門職としての責務ともいえる。

地域・在宅がん看護で知っておくべき制度

1 医療保険制度

　日本の医療制度の特徴として，次の4点があげられる。
　　① 国民全員を公的医療保険で保障
　　② 医療機関の選択の自由
　　③ 安価な医療費で高度な医療提供
　　④ 社会保険方式を基本に，皆保険維持のために公費（税金）を投入
　しかし近年，保険料の滞納や支払い困難，失職などをきっかけとした無保険者の増加が

みられるなど，徐々に制度の綻びがみえ始めている。地域医療構想の影響により専門医療機関へのアクセスには制限がある。安価の医療費とはいうものの，医療費の自己負担さえ支払いできないために受診控えするケースも増えている。

公平・公正で安全な医療提供のためにも，制度の熟知と活用，今後の医療政策について考える力が必要である。

1) 健康保険制度（通称は医療保険のこと）

保険料を納めている人またはその家族が対象となり，70歳未満は通常3割負担である。子どもについては，通常は6歳未満が2割負担である。しかし，自治体ごとに乳児・小児医療の補助がある。地域によっては18歳未満まで無料のところもある。

74～75歳は通常2割負担で，現役並み所得の場合3割負担である。

2) 後期高齢者医療制度

75歳以上が対象であり，通常は1割負担だが，一定の所得以上は2割，現役並みは3割に変更となる。保険料は各自治体の後期高齢者医療広域連合への支払いとなる。また，保険は個人での加入のため，扶養という概念はない。

保険料の支払い先が変更となる。そのため，夫の社会保険で妻が扶養に入っていた夫婦の場合，夫が75歳となると同時に，保険料の支払い先が変更となる。夫はこれまでの健康保険制度から後期高齢者医療制度に切り替わり，妻は国民健康保険に切り替わる。その場合は支払い保険料が増額になることがある。

3) 高額医療費・限度額認定証

同一月にかかった医療費の自己負担が高額になった場合，自己負担額を超えた分をあとで払い戻される制度である。医療費が高額になることが事前にわかっている場合に各保険証発行先に申請すれば，限度額認定証が発行される。

なお，3回目の支払いまで所定負担額を超えると，4回目からは負担額が減額される。ただし，限度額を超える場合は基本的にのちに払い戻されるが，医療機関を複数に跨る場合は，各医療機関でそれぞれ所定金額を超えると合算することができる。

在宅療養の場合，治療担当の病院，訪問診療，訪問薬剤，訪問看護のそれぞれが所定金額を超えないと合算できないため，毎月の支払に困窮する患者もいる。場合によっては，1つの医療機関ですべてが賄える在宅医療が安価なため，選択されることがある。

4) 公費対応

① 小児医療

小児がんや障害児などの場合は，小児慢性特定疾病医療費助成制度に該当することが多い。18歳未満であり，厚生労働大臣の定める認定基準に該当する人が対象になる。公費負担額は自治体によって異なり，世帯所得によっても金額が異なる。18歳に達した場合でも，受給者証をもち，毎年更新申請をしていた場合は20歳未満まで延長が可能である。

小児慢性特定疾病についてはすべてが成人の特定疾病に移行するわけではないので，18歳までに認定基準の確認が必要である。

② 指定難病

指定難病患者の場合，認定された指定難病に対する医療を特定医療といい，医療費助成の対象になる。認定された難病に起因した傷病のみが助成対象となる。例えば，指定難病とがんを併発しているケースでは，指定難病に起因した医療は公費対応であるが，がんに

関する医療は公費対象にはならない。そのなかでも，訪問看護などの場合は，指定難病で介入している場合は公費請求が可能である。そのため，何を目的に介入するのか確認する。

③重度心身障害者医療費補助制度

1～3級の身体障害者手帳をもっている人で，所得要件に応じて活用できる制度であり，自治体によって負担額が異なり，無料または低額のところも多い。

これは，身体障害者手帳に準じて発行されるものであり，3級以上が対象となるが，4級以下の複数の身体障害が認定されている場合は合算で3級相当と認められれば，助成対象となる。身体障害者手帳は取得後に返還することはないため，一度認定されると継続される。

身体障害者手帳は障害が固定して6カ月が経過しなければ申請できないが，診断時に障害がすでに固定したものについては，早期に認定されることがある。例えば，ペースメーカーを入れるとすぐに1級に認定される。がんの場合では，永久的な人工肛門は造設時に4級に認定され，脊髄転移による横断麻痺の場合は，3級以上が認定されることがある。

④自立支援医療

心身の障害の除去や軽減するための医療についての公費負担制度である。対象は，精神通院医療，更生医療，育成医療である。

訪問看護では精神科医による精神科訪問看護指示書が発行される場合と，てんかんの場合は脳神経内科など精神科以外の診療科の医師による訪問看護指示書にて自立支援医療の適用になるケースがある。

精神科受診中であれば，医師の診断書にて申請できる。精神障害者手帳がなくても申請できる。

2 介護保険制度

介護保険は，加齢に伴う身体変化による生活支援が必要な人への支援を目的としている。基本的には65歳以上が1号保険者として対象になる。疾患は問わず，申請し，要介護認定がおりれば利用が可能である。そして，40～64歳以下は特定疾患16疾患に該当すれば2号保険者の対象となる。明文化は避けられているが，実際のところは，「がん」は終末期がん患者が対象である。

介護保険は認知症状とADLで評価され，自立，要支援1・2，要介護1～5の8段階で評価される。経験上，がん患者の多くは症状マネジメントが適切になされていると死亡のおおよそ2週間前まで日常生活を送ることができるので，介護保険の申請が間に合わない，またはタイミングを逃して求める認定結果がおりないことがある。

介護保険では，訪問介護（ヘルパー），訪問入浴，福祉用具など利用できるが，要介護度によって利用できるサービス量が決まっており，とくにベッドや車椅子などの福祉用具は要介護2以上でなければ申請できない。そのため，がん患者が初回申請で利用する場合は，どのような結果でも対応できるように地域包括支援センターとも協働し，福祉用具がレンタルできるように主治医意見書を追加で作成依頼するなどして準備を行う。

高齢者の増加に伴い，認定調査も増え，要支援・要介護者も増加しているため，制度変更が繰り返し行われ，徐々に地域包括支援センターの役割が変わりつつある。地域包括支援センターは中学校区に1つあり，自立・要支援者を担当している。最近では，介護保険

の申請の有無にかかわらず，地域住民の介護予防に力を注ぎ活動している。

ちなみに，訪問看護は介護保険でも医療保険でも対応できるが，介護保険を申請している患者で「別表7」「別表8」に該当する患者（例えば，指定難病や終末期がん，褥瘡など）の場合は医療保険で対応する。

③ 若年がん患者在宅療養支援事業

39歳以下を対象に，介護保険制度と類似したサービスの利用ができる事業であり，自治体単位で行われている。全国共通・一律のサービスではない。今後，全国で利用できる可能性がある。基本的には，訪問介護，訪問入浴，福祉用具の利用，介護支援専門員のサポートなどが，介護保険と同等の金額で利用できる（p 87, column「全国に広がる若年がん患者の在宅療養支援事業」参照）。

④ 障害福祉サービス

障害者手帳や療育手帳をもつ，または指定難病のなかで生活への支障をきたすことが予測される疾患患者が利用できる。

障害福祉サービスは病気や障害の重篤さではなく，障害に伴う生活のしづらさに視点を置き，社会活動や介護者，居宅等の状況に応じて個別で支給される。利用料金は原則1割だが，自治体や世帯所得によって無料，または低額で利用できる。

利用するには，自治体窓口にて障害福祉サービス受給者証を取得し，相談支援専門員に相談し，障害支援区分（1〜6）を受け，ケアプランを作成し，各事業所と契約を結び，利用を開始する。介護保険制度とよく似ているが，障害福祉サービスのほうが利用者の生活に寄り添った支援や長時間の支援が可能である。しかし，一方で介護職不足の影響もあり，希望する支援が組めないケースもある。介護保険は基本的に有資格者が勤務しているが，障害福祉サービスのなかでも重度訪問介護では資格基準が介護保険制度ほど求められないこともあり，無資格者で支援者登録しているケースもある。

⑤ 生活保護

世帯の収入が国の定める最低生活費に満たない場合，行政窓口で申請して，受けることができる。生活保護には，生活扶助，住宅扶助，教育扶助，医療扶助，介護扶助，出産扶助，生業扶助，葬祭扶助がある。基本的には預貯金・土地・車などの資産はもつことができない。世帯内に未成年者や障害者がいる場合には加算が付くことがある。

がん医療では先進医療や承認されたばかりの抗がん剤などによる薬物療法などを受けることができないなど，治療に制限がある。例えば，県外で最適な治療があった場合，医療費は保護費の対象になるが，その病院までの交通費や病院以外での宿泊に関するすべては自費であり，その自費が払える場合には「そもそも，なぜそのような自費分の貯蓄ができるのか」を理由に生活保護が打ち切られるケースがある。

窓口各行政の生活課の担当者が決まっており，担当者は保護者の経済状況だけでなく家族関係やその家族の資産状況まで確認し，生活保護申請者を支援できる人が本当にいないのかを確認している。生活保護の申請は住民票があれば可能であり，前年所得低額またはないことが証明されれば受理される。在日外国人でも申請可能である。そのため，最近で

は「前年所得がないこと」「住民票があること」「支援者がいないという背景があること」を利用して，悪質な申請をするケースが増え，社会問題化している。

⑥ 障害年金

　身体障害者手帳などの等級とは異なり，日常生活が困難であり，仕事や生活が著しく制限を受ける状態になったとき，公的年金に加入し保険料納付済期間を有し，障害の状態が一定の程度（初診から1年6カ月）ある場合に申請し，支給される。基本的には64歳以下が対象である。60〜64歳までは日本国内に住み，障害の原因となった病気やけがの初診日がある人が対象となる。

　がん患者が申請する場合に，医師の意見書に詳しいがんの種類や治療，予後の説明があると，書き方によっては不支給の結果になることがある。あくまでも障害の程度と，その期間，それに伴う生活への障害を明記する。

⑦ 傷病手当，就労継続支援

　2022年より通年ではなく通算1年6カ月申請が可能となった。がん治療と社会復帰・社会生活の継続が行いやすくなった。

　また，がん対策基本計画にてがん患者の就労継続支援が含まれ，雇用主側に対して，がん患者である労働者への配慮が求められるようになった。まだ十分とはいえないが，2040年問題に向けて働き方への改革が求められていることも後押しとなっている。

⑧ 災害時の制度

　災害発生時，時間差はあるが，多くの場合，保険証なし・自己負担免除で医療提供するように国から通達が出る。災害被害の大きさによるが，年単位での免除がある。

これからの課題

以下の2点が課題である。
　　[1]　制度の狭間の人々への支援
　　　　上記にもあるが，39歳以下のAYA世代の生活支援は全国共通ではない。
　　[2]　制度崩壊の危機
　　　　生産人口減少と2100年には多死社会から少産少死社会に切り替わるといわれる。それまでに現在の社会保障制度が維持できるとはいえない。財源の確保だけではなく，健康や生活のあり方，医療との付き合い方を考える必要がある。あと，75年だ。

〈濵本千春〉

●制度・仕組みの資料集

【厚生労働省：第8次医療計画】
https://www.mhlw.go.jp/stf/seisakunitsuite/bunya/kenkou_iryou/iryou/iryou_keikaku/index.html

【厚生労働省：地域医療構想について】
https://www.mhlw.go.jp/stf/seisakunitsuite/bunya/0000080850.html

【厚生労働省：2040年を展望した社会保障・働き方改革について】
https://www.mhlw.go.jp/stf/newpage_21483.html

【厚生労働省：わが国の医療保険について】
https://www.mhlw.go.jp/stf/seisakunitsuite/bunya/kenkou_iryou/iryouhoken/iryouhoken01/index.html

【厚生労働省：高齢者医療制度について】
https://www.mhlw.go.jp/stf/newpage_40287.html

【厚生労働省：介護保険制度の概要】
https://www.mhlw.go.jp/stf/seisakunitsuite/bunya/hukushi_kaigo/kaigo_koureisha/gaiyo/index.html

【厚生労働省：訪問看護の仕組み】
https://www.mhlw.go.jp/file/06-Seisakujouhou-12200000-Shakaiengokyokushougaihokenfukushibu/0000123638.pdf
※⑦別表第7（厚生労働大臣が定める疾病等）／⑧別表第8（医；特別管理加算の対象者）

【厚生労働省：生活保護制度】
https://www.mhlw.go.jp/stf/seisakunitsuite/bunya/hukushi_kaigo/seikatsuhogo/seikatuhogo/index.html

【がんと暮らしを考える会：がん制度ドック】
https://www.ganseido.com/
※がん患者の経済面の問題解決の手助けになる制度を見やすく解説している

【がん情報サービス：小児の医療費の助成制度】
https://ganjoho.jp/public/life_stage/child/institution/subsidy.html

【厚生労働省：自立支援医療】
https://www.mhlw.go.jp/stf/seisakunitsuite/bunya/hukushi_kaigo/shougaishahukushi/jiritsu/index.html

【福祉医療機構：障害者福祉制度解説】
https://www.wam.go.jp/content/wamnet/pcpub/syogai/handbook/system/
※障害者福祉制度の概要（これまでの歴史）を解説している

【厚生労働省：障害福祉サービスについて】
https://www.mhlw.go.jp/stf/seisakunitsuite/bunya/hukushi_kaigo/shougaishahukushi/service/naiyou.html

【日本年金機構：障害年金の制度】
https://www.nenkin.go.jp/service/jukyu/shougainenkin/index.html

【厚生労働省：［年金制度の仕組みと考え方］第12 障害年金】
https://www.mhlw.go.jp/stf/nenkin_shikumi_012.html

（※いずれも，最終アクセス：2024年11月14日）

○制度・仕組みを知り，活用する○

1 高齢者施設職員の看取りに対する不安を解消するかかわり

> **はじめに**
>
> わが国における病床数は削減され，病院は治療の場と位置づけられた。看取りの場として「在宅」が期待されてさまざまな整備が進むなか，在宅とともに看取りの場として期待されている「サービス付き高齢者住宅」や「有料老人ホーム」などとのかかわりが増えてきている。しかし，看護師などの医療者が常駐している施設は少なく，ほとんどが介護士や介護福祉士のみで構成され，介護職員への看取りの教育が乏しく，看取り体験も少ないまま実践を展開し，目前のケアに追われ，入居者の状態悪化に伴う身体変化を十分に理解し，共有する場や時間的ゆとりがないままに対応しなければならないケースが多い。
> 一方で，施設での看取りに拒否的だった施設職員たちが最期まで入居者を支え，看取りまで至ることができる場合もあり，事例を通して考える。

 事例を理解する視点

- ☑ 離れた場所で生活する家族とのコミュニケーションをどうするか
- ☑ 家族の代わりに接し，看取り教育を受けないまま介護しなければならない介護士の支えを誰がするのか
- ☑ どのタイミングで看取り教育を導入するか

 事例から学ぶトピック・ニーズ

施設看取り，介護職との協働，看取りの教育

事例紹介

- 川本さん：90代，女性
- 疾患名：肺がん，アルツハイマー型認知症，高血圧症，心房細動

　若いころは高校の教員として働いていた。定年退職後は「短歌の会」を立ち上げるなど精力的に社会参加していた。夫を亡くした後もしばらくは1人暮らしをしていたが限界を感じ，ケアハウスに入居する。1年後にA有料老人ホーム（以下，Aホーム）に転居する。

家族状況

　息子が1人いるが，新幹線を利用して1時間ほどの場所に在住している。大学教授として働き，多忙ながらもAホームに月に数回は足を運んでいた❶。

Aホームの概要

　グループホームと小規模多機能型居宅介護を併設する有料老人ホームである。入居者は9名で，職員は10数名。自力で移動できるなど，介護度は低めの入居者が多い。

身体状況

- 要介護3で歩行器を使用して室内のトイレまで移動可能
- 食事は準備すれば自力で摂取可能だが，食欲の低下が始まっている。むせは認めない
- 認知症状はあるが，会話は成立する
- 痛みに起因して不穏になることがある
- 鎮痛薬を使用している

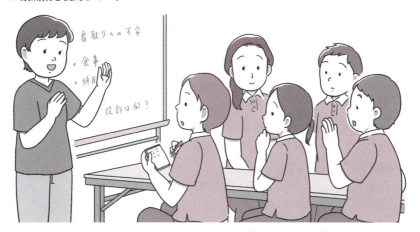

1　高齢者施設職員の看取りに対する不安を解消するかかわり

○ 制度・仕組みを知り，活用する ○

 経過の見える化

訪問開始4年前	訪問開始3年前		訪問看護開始
市内のケアハウス（自立型）に入所	ケアハウスからAホームに転居。肺がんが発見されるが，年齢を考慮して積極的な治療はしない方針となる		食事摂取量の低下があり，一般状態の観察と緊急時対応の目的で訪問看護導入

訪問開始後4カ月		訪問開始後3年10カ月	訪問開始後3年11カ月
傾眠がちになり，さらに食事量が低下。介護士から看取りに対する不安の声が上がる		嘔吐後から誤嚥性肺炎発症	施設職員に看取られ永眠

川本さんの経過とAホームのスタッフの様子

　川本さんは夫が亡くなった後も1人暮らしを続けていたが，数年前に自立型のケアハウスに入居した後，Aホームに転居してきた。認知症状があるものの，歩行器を使用して室内のトイレに移動可能であり，セッティングされた食事を自力で摂取していた。膝の痛みがあると不穏になることもあったが，鎮痛薬の開始で症状は安定した。家族は息子が新幹線で1時間ほどの場所に在住しており，忙しい仕事の合間，月に数回はAホームに足を運んでいた。

訪問看護介入から4カ月が経過したころ
　傾眠がちになり食事も摂取不能になった。酸素飽和度（SpO$_2$）も85〜93％に低下し意識が安定しない状態が数日続いたため，訪問看護師から主治医に報告したところ，家族と施設に今後の方針を確認するよう指示があった。家族は医師と相談したうえで結論を出したいとの意向で，施設側に看取りを含めた対応が可能かどうか確認した。
　すると介護主任から，「今まで看取りを経験したことがなく，看取り期になった人はほかの施設に移ってもらっていた。職員からもどうしていいかわからないし，怖いと言われている。川本さんとは長い付き合いだから，できるかぎりのことをしてあげたいとは思うが，上司にも確認してみないと…」との返答であった。

Aホーム施設内での看取りについての検討
　翌日，介護主任から「上司からは私（介護主任）に任せると言われました。実は以前，看取り期になった人をほかの施設に転居させて，そのすぐ後に亡くなったと聞いて，とても後悔したことがあるんです。そういう後悔はしたくないとは思うものの，スタッフにどう伝えていいかわからない」と相談があった❷。
　その後，川本さんと家族が主治医のもとを受診し，現在の状態の説明を受けた。その内容は「年齢も年齢なので，この状態で積極的に治療することは勧めない。施設での看取りを希望するなら，死亡確認は対応する。施設側で看取りが難しいとなれば，次の施設を探してもらうか，それも難しいならどこか病院を探すことになる」というものであった。
　川本さんの息子と介護主任，訪問看護師とが集まり，今後の方針を検討する場を設け

た。息子からは「この年になってまた新しい環境に身を置かなければならないのはかわいそう。できればこのまま，皆さんにかかわってもらいたい」という希望を聞くことができた。

また介護主任は，スタッフの不安の具体的な内容を聞き出してくれていた。スタッフからあげられた不安は，①今まで看取りの経験がない，②どうしてよいかわからない，③とくに夜間は1人体制である，などであった❸。

支援者間での話し合いにおける訪問看護師の視点と役割

訪問看護師は，①看取り期になると，自然と眠る時間が長くなったり食事ができなくなると理解することが重要で，無理に食事をとらせたり多量の点滴を施行することは，肺炎などの合併症の併発や浮腫につながること，②病院に入院するということは治療を目的とすることを意味し，いまや病院は看取る場所ではなくなっているという現在の時代背景を説明した。施設看取りの重要性と，訪問看護と連携することで介護職の不安軽減になること，看護師が24時間フォローすることを伝えた。

その後の経過

後日，スタッフ会議が開催されることになり，訪問看護師から看取りの話をしてほしいと依頼があった。介護職らは職員全員が出席し，熱心に話を聞いてくれ，川本さんを施設で看取ろうという決断となった。支援者の姿勢が定まったあたりから，川本さんの状態は安定し，徐々に介入当初の状態まで回復していった。

3年が経過したころ，嘔吐後から発熱が始まった。絶飲食となり点滴が開始されたが，医師からは積極的治療はせず，対症療法との方針が伝えられ，家族も納得していた。介護職らにも再度看取りの経過を伝え，不安なときは連絡を入れるように依頼した。介入から3年11カ月，川本さんは息子となじみの職員が見守るなか，静かに眠るように息を引き取った。

訪問看護師が困った場面

1 遠方で暮らす家族との連絡

家族と頻回に会って話ができる環境であれば，元気なときから療養先の話や看取りの場所の情報などを発信しながら状態悪化時に備えられる。しかし本事例では，遠方に住んでいてなかなか会えない家族に対して，どのタイミングで，どのような方法で伝えればよいか悩んだ。川本さんの家族は頻回に足を運んでくれたり，電話での連絡にも答えてくれたが，川本さんの家族のような人ばかりではなく，なかなか連絡がとれない家族が多いのも現状である。川本さんの家族の場合は，メールでの説明を選択し，できるだけ客観的事実を丁寧に伝えるように努めた。

2 施設職員が看取りに対して拒否的だった

介護士の教育には看取りをテーマとしたものは含まれておらず，人の死について系統立

てて学ぶ機会がないままに現場で直面することになる。死は「怖いもの」「悲しいもの」「苦しいもの」などのマイナスのイメージが多くあげられるため，できれば回避したいという職員の気持ちも理解できる。そのような職員のなかで，「最期まで看よう」と組織の意識の変化を促す働きかけを，本事例では介護主任が担い，介護職に対して看取りのレクチャーを訪問看護師が行った。しかし，他法人の教育システムや内容，組織文化が十分に把握できないなかで，どこまで介入してよいのか悩みながらかかわっていた。

3 どのタイミングで介護士への看取り教育が必要か

本事例では川本さんの状態悪化を受けての展開となったため，どうしても看取りの場面の説明をしなければならない状況であった。しかし，これからもこのような施設での看取りの場面が多くなっていくであろう状況のなか，どのようなタイミングで，誰が，介護職らの不安を取り除く準備をしていけばよいのだろうか，と悩んだ。

困りごとから患者のニーズを知り，ケアを考える

1 遠方で暮らす家族とのコミュニケーション

家族の年齢や生活スタイルによって，電話がよいのか・メールがよいのか，電話をする先は自宅がよいのか・携帯電話なのか・職場なのか，家族によってさまざまであることを理解し，早い段階で確認しておくことが重要である。症状の変化があったときばかりの連絡だけではなく，ふだんから定期的に状態の報告ができるように調整し，信頼関係を構築していく必要があると考える。また，家族が面会に来たときに，ふだんの訪問時の様子がわかる記録が部屋にあると安心の要素につながっていた。

2 看取りができない介護士や施設ばかりでよいのか？ 看取り教育は誰が担うのか？ 初めて看取りをする介護職への支援のあり方は？

本事例では，介護主任が教育の必要性を感じて訪問看護師に依頼してくれた。では，地域に多く建築されているサービス付き高齢者住宅や有料老人ホームの体制はどうなっているのだろうか。

昨今は医療法人や社会福祉法人が経営するよりも，株式会社が運営するなど，医療や介護とはかけ離れた会社が建築・運営する例も増えている。地域ごとに，組織ごとに，看取りも含めた教育プログラムや他機関との連携のあり方などの内容や質を検討する必要がある。

3 看取り教育のタイミング

看取り教育が必要なのは施設職員だけではない。遠方に暮らす家族も含めて，どの時点で看取りの場面の話を切り出していくのか。本事例では川本さんの状態がもち直し，3年

以上の時間をかけて職員も息子も看取りのときを考え，シミュレーションすることができた。そのことは，皆が満足できる最期を迎えられた要因になっている。もし3年前，自信がないままでの看取りになっていたら，果たして今回のような気持ちで最期のときを迎えることができただろうか。介入時から最期の場面の話をもち出し，介護職ともっと多くの情報交換・共有ができていたら，また違った展開ができたのではないかとも考える。

事例から"未来"を育む

遠方で暮らす家族とのコミュニケーション
その家族に合った連絡方法を，早い段階で確認し，容体に変化があったときだけではなく，ふだんから定期的に連絡をとり合い，信頼関係を構築していくことが大切である。そのなかで，療養場所をどう考えるか，看取りの場をどう選択するか，その時々で揺れることも多いとは思うが，確認していく必要がある。

看取りに拒否的な介護士に必要なもの
「死」は誰にでも訪れる尊厳あるものであることを理解してもらい，死に至るまでの経過を具体的に説明することが重要である。また，何が不安かを口に出してもらい，一つひとつ解決策を提案することはとても必要である。とくに夜間，1人夜勤体制の施設においては，夜間に状態が変化した場合のフォローを誰がするか，明確にしておく必要がある。

看取り教育のタイミングをどうするか
その施設が看取りまでかかわる体制か否かの確認を皮切りに，働く介護職らに不安はないか，体制が整っているかなどを見極める必要がある。体制が整っていない場合は，その施設だけで看取るのではなく，医師をはじめとした医療者も一緒に教育の準備を進めていく必要がある。

（平澤利恵子）

column
看取りの過程を安心して学べる職場環境の整備を

　ある日の早朝,とある施設から電話があった。電話口から汗が噴き出てくるのでは？と思うほどに焦った施設職員から「すみません,すぐに来てください！　息してないんです‼」と。

　えらいこっちゃと急ぎ駆けつけると,Aさんが座ったまま動かない。Aさんは看取り予定ではないため,蘇生が必要と判断した。職員と2人がかりで臥床させようとするが動かない。Aさんは座った形のままで死後硬直となっていた。職員は慌てふためき屈曲硬直した手足を伸ばそうとする。

　「ちょっと,待って！　いつから呼吸が止まってたの？　最後に見たのはいつ？」と問うと,2時間前に利用者を車椅子に乗せて,1時間前に食堂に集め,食事のセッティングした場面が,最後にみたAさんの姿だった。入居者の食事状態を見守ることはなく,食事介助やオムツ交換,片付けなどを1名の職員が行っていたことが判明した。

　職員は泣きながら手を動かしていた。彼女は初めての介護現場であり,看取りなんて人生で一度も経験はなかった。看取りの過程について学ぶためには,安心して労働できる環境が必須であり,整備は急務だ。

（濱本千春）

働くがん患者を支える

> **はじめに**

　2016年がん対策基本法改正による「事業者はがんに罹患した労働者の雇用継続に努めなければならない」ことが明記され，がんに罹患した従業員の就労支援が企業の努力義務と定められた。そして，2018年度診療報酬改定にて，がん治療と仕事の両立支援に関する『療養・就労両立支援指導料』が新設された。これは，がん患者の同意を得たうえで，医療機関の主治医と職場の産業医の連携のもとに，治療と仕事の両立に向けた支援を充実させることを目指したものである。がんとともに生きる選択肢を維持するためにも，活用できるように患者・職場・病院に理解を広げていければと思う。

　「就労を継続したい」と願うがん患者を病院・地域・職場で支えた事例を紹介する。十二分にキャリアを積んだ女性がある日がんになり，生活と治療，仕事を組み立て直したいと切願した。十分な支援とはいえないが，患者にかかわる多職種・多機関でできることを絞り出し，考えた事例である。

事例を理解する視点

- ☑ 患者の望みを確認し，理解し，具体化する
- ☑ 患者の病態および予後を見極める
- ☑ できない理由を探すのではなく，「どのように」したら，「どこまで」できるのかを見立てる

事例から学ぶトピック・ニーズ

がん対策基本法改正，就労継続支援，職場との連携協働

事例紹介

- ◆ 松本さん：40代，女性
- ◆ 疾患名：乳がん，多臓器転移あり

家族状況

独居，両親はすでに死去，近隣に親戚縁者はいない。

身体状況

5年前に乳がんと診断，治療を重ね仕事と両立していた。6カ月前に職場で意識消失したことをきっかけに精密検査を受け，脳・骨・肝・肺への転移が明らかとなった。化学療法やγナイフ，骨転移へは可能なかぎり放射線療法を実施した。結果，肝・肺・骨の転移部位は縮小し，自覚症状はほとんどなく経過できる状態となった。しかし，脳転移は再発を繰り返し，もぐら叩きのように治療を終えてはまた次の治療を始める状況であり，視野狭窄やふらつきなどの症状が出現し，転倒リスクが増大していた。

2週間前に，脳転移への治療から数週間が経過した後の転倒・嘔吐にて緊急搬送され，入院となった。入院中にステロイド内服開始，栄養指導，リハビリテーションなどを開始し，徐々に状態が改善した。そのため，退院に向けて準備を始めることとなった。

退院前カンファレンスでは，病院側から「予後が月単位である」「現在の身体状況では就労は難しい」「状況的には介護保険を利用して在宅療養を中心とした生活を勧めている」ことが説明された。

しかし，松本さんは「働きたい。もう少し，仕事ができると思う」「治療もあきらめたくない，可能なかぎり治療したい」と語り，仕事復帰を強く希望し，そのための準備を図りたいと述べた。

社会資源

これから訪問看護などにつなげる予定。

生活状況

現在の自宅は賃貸住宅3階でエレベーターがなく，通勤には最寄りのバス停まで徒歩20分で，近所にスーパーなどもなく，松本さんの身体状況では退院後に自宅から1人で出かけることは困難な状況であった。

松本さんは，現在の職場で勤続20年であり，中間管理職として働いていた。職場は自宅から約80分であった（自宅からバス停まで徒歩20分，バス停から職場近くまでバスで約50分，バス停から職場まで徒歩約10分）。

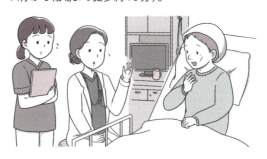

経過の見える化

- 訪問看護との顔合わせ5年前：定期健診で乳がんと診断，治療開始
- 訪問看護との顔合わせ6カ月前：職場で意識消失し，搬送　再発，多臓器への転移発見
- 訪問看護との顔合わせ2週間前：脳転移への治療後に転倒搬送，入院
- 訪問看護との顔合わせ：退院前カンファレンス開催
- 顔合わせから3日後，入院期間中である：外出支援1回目（金融機関，不動産会社など5時間以上外出）
- 顔合わせから1週間後，入院期間中である：外出支援2回目（公共交通機関の乗車訓練，1回目と同様コースの外出）

- 顔合わせから10日後，退院，訪問看護開始：自宅内での生活状況確認，自宅から通院先までの通院訓練，新居への引越し準備
- 訪問看護開始21日後：新居への引越し
- 訪問看護開始22日後：新居の訪問看護開始　自宅の整理，内服薬の管理，排泄コントロール，清潔援助，自宅から最寄りのバス停までの歩行訓練　バス停からのバス乗車訓練，買い物，受診や通勤の見守り確認
- 訪問開始後30日程度経過：仕事復帰　週3日の時短勤務から開始し，週4日時短勤務へ　帰宅時にバス停で待ち合わせ，徒歩状態を確認しながら帰宅，身体状況の確認，買い物などの支援　緊急時対応マニュアルを本人と考える，関係機関とすり合わせ

松本さんの療養経過

松本さんができることを承認し，寄り添う支援を考える

　入院中の松本さんは，自分自身で電話にて賃貸物件を交渉していた。物件は確保できそうであったが，1人での外出を許可できる状態ではないため❶，入金や契約などの手続きには至っていなかった。

　退院前カンファレンスでは，松本さんに迷いや揺らぎが全くなく，病院側の支援の想定に同意されないことから，まずは松本さんの希望に寄り添いながら，松本さん自身に身体状況を理解し，納得してもらうことを優先する支援方針となった❶。ちなみに，松本さんは独身であり，近くに身寄りがなく❸，支援者は職場の同僚しかいなかった❷。

支援者の輪を広げる方法を考える

　同僚の多くは職場周辺に住んでおり，松本さんの自宅や入院先での支援は期待できなかった。また，就労継続の意向では介護保険の利用は困難と予測され申請できず，障害認定もないため障害福祉も活用できなかった。また，身体状況がかなり厳しいため有償でのボランティアや介護職による支援を断られていた。そこで，病院側の外出支援には限界があるが，訪問看護師と協働して，退院支援の一環として外出訓練などを開始した。

訪問看護師がケアで困った場面

1 そもそも，この状態で1人で生活ができるのか？

退院前カンファレンスの場面で，訪問看護師が感じた疑問は以下のとおりであった。
- 入院中は上膳据膳なのに，生活できるのか？ 動けるのか？
- 転居に際する転出・転入の準備はどうするのか？ 視野欠損・狭窄があるなかで新しい生活環境で動けるのか？
- 新居のオートロックが解除できないときはどうするのか？
- ゴミ出しはできるのか？
- 買い物する場所はわかるのか？ 行けるのか？ 荷物は持てるのか？
- 新居周辺の道の段差を乗り越えられるのか？
- 困ったときに助けが呼べるのか？

疑問点をあげると切りがないが，多くの「？」に松本さんは「大丈夫です！ できます！」と言うばかりで，実際は更衣や食事はセッティングされればできるものの，移動は右手に手すり，左手に介助者の支えがある状態での介助歩行で，小さな肩かけカバンを持つ程度しかできない状況であった。

2 勤務先への協力の得方

松本さんが職場を明かさないため，勤務先がどのように松本さんの状態を理解し，配慮できるのかがわからず，担当医と職場や産業医との連携は図れていない。現状では，通勤・勤務には勤務先との連携は欠かせないと医療者は感じているが，松本さんが承知していない。

3 緊急時の対応

独居であり，地域に親族や友人などの支援者がいないため，自宅内での急変，自宅周辺での転倒などによる外傷，通勤時間帯での急変などについて，松本さん自身が緊急連絡できないことや周辺の他人に連絡がつかない可能性がある。また，緊急時に松本さん自身が他者に状況を説明できない場合は，「所定の医療機関につながらない」「かかりつけ病院につながっても，当該科と救急部との連携が図れない可能性がある」などの課題がある。

困りごとから患者のニーズを知り，ケアを考える

身体機能の評価とリハビリテーション，一緒に環境を考える

● 連携して身体機能を評価，支援を組み立てる

視野欠損・狭窄とふらつきが強いため，介助にて10m程度歩ける状況であった。しかし，

松本さんは退院に向けて，転居の準備のために不動産会社との契約，引っ越し業者との交渉，金融機関の口座の整理と住居変更の手続き，職場との事務手続きなどがあり，長時間の外出を希望していた。そのため，病棟の看護師・リハビリテーション職と状態を確認しながら，訪問看護師が同行して長時間外出（9～15時）を2回行った。

外出支援では，視野や道の凹凸，人混みでの歩き方の確認，公共交通機関の利用方法，休息のタイミングや場所の確保，飲食の選び方などを確認した。この介入で，病院側の予測以上に視覚障害が著しいこと，15cm以上の段差が1人では乗り越えられないこと，歩行などの労作時には危険回避行動がとれないことなどがわかった。そのため，松本さんと職場の人と共に，通勤方法，職場での配慮などを検討した。

◉自宅から職場復帰に向けての支援方法を一緒に考える

退院後は，生活が軌道に乗るまでこまめに訪問看護が介入した。例えば，自宅内での食事・排泄・入浴など生活動作の確認，内服管理，職場復帰を目指してのリハビリテーション，転居前後の自宅環境の整備，自宅から職場までの通勤ルートの確認および歩行練習などを行った。とくに視覚障害が著しいため，本人が理解しやすいように内服薬のセッティングを行った（お薬カレンダーからの出し入れは困難なため，松本さんが理解できるサイズで内服薬袋に日時を記載し，壁に貼った）。室内での行動はゆっくりであればできるが，室外および自宅外での行動は苦手なことが多かったので，訪問時に一緒にリハビリテーションとして実施できる方法を考え，実践した。

◉病院と連携して危機予測する

通院時には，事前に在宅での状態を担当医師と外来担当看護師に報告し，受診には担当看護師が同席し，経過を訪問看護師に連絡した。また，所定の時間に松本さんが通院しない場合には，自宅内または通院途中での急変の可能性があるため，訪問看護師が駆けつけるような支援体制を組んだ。そして，治療方針の変更を検討する場合は，現状の松本さんの在宅生活状況から対応が可能かを外来で一緒に検討した。

② 松本さんが勤務先にどのように説明し，どのような協力を得たいと思っているのかを相談する

身体状況から就労継続についてどのように考えているかについて，松本さんと複数回面談した。そのなかで，職場の理解と連携が不可欠であることを繰り返し説明した。結果，松本さんを窓口に，職場の直属上司・人事担当者と連携を図ることとした。

まずは，身体状況を考慮して週2～4日の時短勤務とし，勤務日程を支援者も把握することとした。職場でも移動支援（介助者が必要），トイレ環境の整備，食事の支援（とろみが必要なため飲食の準備ができる環境に配慮してもらった），休息場所の確保などを一緒に検討した。

通勤支援として，①出勤時は同僚が職場の最寄りの駅までの迎え，②退勤時は同じ時刻・座席で公共交通機関への乗車を確認してもらう，③自宅の最寄りの駅に訪問看護師が迎えにいき，状態を確認しながら買い物などを一緒にして帰る，などを行うこととした。

3 どこで倒れても緊急連絡先と対応がわかるように明記する

　もし何かトラブルがあったときに連絡をもらえるように，財布・カバン・職場・賃貸のオーナー・不動産会社・自宅内などあらゆる場所と持ち物に，本人の名前・生年月日・緊急連絡先（訪問看護師の電話番号）・緊急搬送先の病院と担当医師の名前を明記した紙を準備した。

　所定の日時に通勤または受診しない場合は，訪問看護師に連絡が入り，自宅に駆けつけた。出勤日は帰宅時に疲労の蓄積から松本さんが動けなくなる可能性があるため，状態を確認するために自宅の最寄りの駅まで訪問看護師が迎えにいき，歩行練習を兼ねて帰り道に一緒に買物などを行い，帰宅後は家事が遂行できているかを確認した。

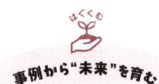

事例から"未来"を育む

✓ まずは本人の希望を受け止め，細かく行動目標と計画を立てる
医療者からみて「できる」「できない」ではなく，本人の意向，価値観を確認し，本人が何をしたいのか，望んでいるのか，意向を明確にして，「できない」理由を探すのではなく，「どのようにしたら，希望に近づけるか」を建設的にチームで検討する。

✓ 職場の協力がどの程度得られるのかを本人を交えて交渉する
患者のなかには職場に現状を隠して復帰したいと望む人も多い。しかし，慢性期～終末期に移行する時期はとくに，生命危機に直結する身体変化が十分に予測されるため，本人・職場がそれぞれ安心して活動できるような環境調整は必須である。患者の尊厳保護・人権の保障の観点から，本人と管理者，産業医なども含めて患者の身体状況に応じた柔軟な対応がどの程度可能か，休職の場の確保，緊急時の連絡・搬送体制など話し合う。必ず本人を交えて話をすることが必須である。

✓ あらゆる緊急時を想定して準備を図る
患者の職場を含めて活動範囲に治療機関があるとはかぎらない。急な状態変化での搬送の可能性もある。がん治療過程では，どこに搬送しても対応できるとはかぎらない。治療過程によっては，治療機関への搬送が必須な場面もある。そのための病院側の受け入れ，搬送時に本人が意思疎通が困難なことを想定した医療情報を集約した書類の携帯などを患者に指導しておく必要がある。

（濱本千春）

2 働くがん患者を支える

column 命もお金も大事です

「金がないのは，命がないのと一緒」とばあ様がよく言っていた。

分子標的薬が登場する前まで，がんと診断されると「来年の今日はない」ことが多かったが，今は違う。若干予後が極端に悪いがんもあるが，おおむね3～5年は生存が普通になりつつあり，うまくいけば5年以上のサバイバーとなり，新たな生命保険に加入できることもある。それぐらい予後が長くなった。しかし，がん治療に関する費用は天井知らずな側面もある。

とある患者はがん治療診断から10年目での再発である。初回治療から5年で定期受診は終了し，自分なりに健康に気を配り，過ごしていた。ある日，転倒をきっかけに精査することになり，再発と転移を指摘された。前の担当医療者に相談をと思っていたら全員転勤していた。5年ぶりの治療再開で，すべてが初めて尽くしだった。なかでも，以前と比較して治療費が高額であることにびっくりした。何より，高額医療費制度の上限額の上昇にも驚いた。実は，10年前のがんと診断されたことをきっかけに，退職したことによる所得減少，がんへの不安から民間療法に傾倒したことによる家計の圧迫が一番大変なことだった。

一方で，とある患者は診断された際に，すぐにファイナンシャルプランナーに相談し，がん治療と入院にかかる費用，治療期間の家計の出納，傷病手当金の手続き，生命保険の見直し，治療後の現場復帰プログラムの作成などを検討した。治療費はこれまで生命保険に支払った保険料と似たような保険金を取得，2022年より傷病手当金は通年計算に変更になり仕事（給与）と治療による休暇（傷病手当金）を活用している。

やはり，ばあ様の言うように，お金も大事である。

（濵本千春）

○制度・仕組みを知り,活用する○

医療圏が変わる転居後でも継続できる医療連携を築きたい

> **はじめに**
>
> 　世帯人口が少なくなっている昨今,同居する家族が深刻な病を抱えれば,離れて暮らす親族の支援を得るための転居が選択肢にあがることもある。その多くは,生活の自立が困難で介護が必要になったり,看取りが視野に入るような療養後期の場合などだろうか。患者が安心して療養できるようにというのはもちろんのこと,介護力を分散して介護者の負担を軽減し,患者を含む家族全員の暮らしが継続できるようにすることが,転居の目的になる。
>
> 　転居にあたっては,継続療養を妨げることがないようにスムーズな医療連携が求められているが,医療圏が異なると連携窓口や診療状況がわからないことも多く,診療情報の交換には医療圏内の連携に比べて手間がかかる印象をもっている。
>
> 　異なる医療圏への転居をごく短期間で実現させた終末期がん患者への支援について事例を通して質の高い連携について考える。

 事例を理解する視点

- ☑ 患者を支えている人の力関係がどうなっているかを知る
- ☑ どのような療養を希望するのかを把握する
- ☑ 異なる医療圏の地域連携の事情を知る

 事例から学ぶトピック・ニーズ

患者および家族の意向支援,異なる医療圏との連携,医療圏にある地元ルール

事例紹介

- 林さん：30代，女性
- 疾患名：後腹膜原発の悪性疾患

家族状況

夫と2人暮らし。夫は同年代で，通勤1時間以内の場所で24時間シフトのある不規則交代勤務である。

生活状況

林さんの実家は東北地方で，市街地からほど近く，医療資源も選択可能な地域にあり，両親が弟家族と同居している。母親は介護のために，一定期間まとめて患者（林さん）宅に住み，協力しては帰るという生活をしていた。

後腹膜原発の悪性疾患に罹患して9年が経過している。デザイン関連のデスクワークで罹患後も自宅就労を認められ，夫と2人で家計を支えながら生活していた。積極的治療の継続が困難と判断されて緩和ケア外来に紹介受診したときは，IADLはおおむね保たれていたものの，腹部膨満と下半身の浮腫が日々増強する時期だった。

身体状況

上半身にはるい痩が目立ったが腹部は膨満しており，下肢リンパ浮腫（L＞R）2期。貧血があり，近医で輸血を2〜3週間ごとにしていた。そのほかの症状緩和治療薬としては，前医からロキソニン®とワントラム®が処方されていたが，使用していない。

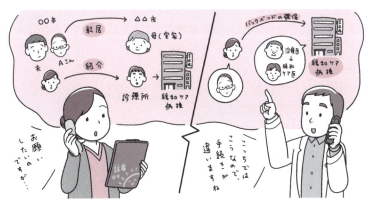

3 医療圏が変わる転居後でも継続できる医療連携を築きたい

―○ 制度・仕組みを知り，活用する ○―

 経過の見える化

緩和ケア外来介入9年前	緩和ケア外来介入開始	緩和ケア外来2週間後	緩和ケア外来1カ月後	緩和ケア外来2カ月後	緩和ケア外来3カ月後
診断あり 積極的治療開始	緩和ケア外来初診	外来2回目 発熱，腹痛	外来3回目 苦痛増強	外来4回目 ADL低下	外来5回目 転居へ動く

林さんの療養経過

初見での林さんの意思表示

　夫と母親を伴った初診時，「元気です！ 食べられます」と話した林さんは，過去9年間の闘病を感じさせない明るい前向きな姿勢だった。自分で対処する姿勢が前面に出る人で，求められてリンパ浮腫のセルフケアを指導すると大変喜んだ。上半身のるい瘦や浮腫の様子から，比較的早い時期にADL自立困難が予測され，その場合は入院を希望すると意思表示があった

2回目の外来での様子；入院したくない思いと，症状変化による不安

　2回目の外来（母親同席）は2週間後，咽頭痛と38℃台の発熱，腹部膨満による鈍痛を訴えた。林さんは，かぜ症状は改善しており，発熱は腫瘍熱だろうから入院はしたくないと訴え，母親は入院加療を希望していたが，患者の希望を尊重し入院は見送った。腹部の痛みにはオキシコドンを処方したが，次々に顕在化する症状に気持ちが追いつかない様子であり，このときに介護ベッドのレンタルを推奨し，林さんと母親の思いを時間をとって傾聴した。その後，2週間後の3回目の外来までに自宅でのセルフケアに不安が生じ，3回ほど電話でケア介入している。

3回目の面談での様子；家族を支援する

　3回目の外来（夫，母親同席）は前回から2週間後（初診から1カ月後），増強する身体症状の緩和のための薬物調整とセルフケア指導を実施した。併せて，体調不良を訴える妻への接し方に困惑する夫の話を聴き，看護師から助言しているが，これをもっとも喜んだのは母親であった。自宅では林さんへの苦痛や不機嫌に母親が1人で対処していたようで，夫からの支援が薄く，母親の負担が大きいことがうかがえた❶。

4回目の面談；徐々に状態が悪化する経過を支える

　4回目の外来（夫同席）は前回から1カ月後（初診から2カ月後），前回の助言もあって夫が苦痛に対しマッサージを励行するようになり林さんは喜んでいたが，ADLは明らかに低下し，筋力低下から独歩に苦労するようになっていた❷。

5回目の面談；林さんおよび家族も心身へのつらさが募る，支援を広げることを考える

　5回目の外来（夫，母親同席）は前回から1カ月後（初診から3カ月後），林さんは独歩にかかわる筋力低下から，さらにADLが縮小することについての懸念を述べ，実家に転居して療養することを考え始めていると話し，医師・看護師に意見を求めた❸。

　母親は林さんの感情の起伏に対応することに疲弊しており，その他の家族の支援が期待

できる転居を望んでいるようであったが，林さんの夫の手前，言えずにいるようであった。

長距離移動の負担を考えると，可能なかぎり早急に転居することが望ましく，看取りも含めて考える時期にあることなどを併せて話し，医師・看護師から転居を推奨した。そのうえで転居後に希望する医療支援のイメージを確認すると，林さんは訪問診療でなるべく実家で過ごし，困難な状況になったら緩和ケア病棟への入院を希望すると話した。

緩和ケア外来を担当する看護師がケアで困った場面

1 母親と夫の協力関係はどうなっているか

約30分の外来診療は，患者の抱える症状（身体的な変化）を中心に進められ，意識しないと介護する家族の思いや，家族の支援体制などは把握できない。林さんの場合も初診は登場人物の確認程度であったが，外来での母親の表情の硬さが看護師にとっては印象が強く，記録に残された。外来担当看護師は3名が交代で務めたが，前回記録を確認して外来に臨むことで"母親の抱えているものは何か""夫と母親は協力関係が成立しているのか"といった，ケア展開するうえで把握すべき課題が意識された。2回目では，母親に個別介入して随時相談に応じること，無理でなければ林さんの夫と3人で受診してほしいことも伝えており，それが3回目の外来での夫への助言という介入につながった。

2 どこで，どのような療養を希望するのか

緩和ケア外来では，初診で療養にかかわる希望を必ず把握するようにしており，そのうえで外来担当の看護師はどのように支援することを求められているのかを確認している。林さんは夫と母親の同席する初診の場で「なるべく家にいたい，動けなくなったら入院する」と話しており，それは「夫と暮らす家にいたい，入院するのは緩和ケア病棟である」ということを意味していると思われた。実家の母親も遠方から介護参加してくれているし，その支援体制で進んでいくことを疑わなかったが，だんだんと外来ごとに硬さを増す母親の表情から，もしかしたら意向を曲げて聞いているのかもしれないと考え始めた。しかし，5回目の外来で林さんから実家への転居を切り出されるまで，希望の根底にあるものについての確認ができていなかったことに気づいた。

3 どこにつなげばよいのか

林さんは転居にあたって，訪問診療を担当する診療所と最終的な受け入れ先である緩和ケア病棟をネット検索しており，看護師はどちらもしかるべき手順を踏めば受け入れは問題ないと判断していた。

まずは診療所に紹介すれば，診療所から緩和ケア病棟への紹介がされるだろうと考えていたのだが，異なる医療圏，かつ遠方になると地域連携の"お作法"が違うと診療所に連

絡して判明した。診療所からは、「まずはバックベッドにつながる治療医、あるいは緩和ケア医を確保するように」と指示があった。病院では、悪性疾患の積極的な治療はしないのだが、まずは治療医、そこから緩和ケア医へと患者紹介を流すのだと教えてもらった。総合病院で後腹膜の悪性疾患を診る診療科がわからず、こちらも問い合わせて確認をした。その後、念のために当該病院に勤務する知人のがん看護専門看護師（緩和ケアセンター）に口頭での連絡をして、看看連携を図った。

困りごとから患者のニーズを知り、ケアを考える

1 家族を読み解く

家族システム論では、患者も家族を構成する一部である[1]。その構成員（患者）が揺れると、モビールが揺れるように揺れは連続し、家族全体が揺れる。患者を含む家族へのケアは、家族としてのバランスがとれるように支援するものととらえて、より重み（負担や問題・課題）が集中しているところに支援ができるとよい。

2 希望は変化する、希望の意味するところの確認

どこでどのような療養を望むのかを、折に触れて確認することは大切である。希望は状況に応じて変化するため、とくに折に触れてというのが重要となる。そのためには、希望が二転三転しても患者や家族の意思確認ができること、自由に意見が述べられる関係でいることが重要である。また患者の希望をその言葉のままに尊重することばかり考えて、その言葉の意味するところの確認を怠ってはならない。林さんの場合のように、「家にいたい」の「家」がどこであるのか、あるいは「家」とは何を意味しているのかまで把握できると、希望の根底にあるものを無視することなく、その意思に沿っていけると考える。療養期間を通じて、そのように対話を重ねることがアドバンス・ケア・プランニング（advance care planning；ACP）であり、意思決定支援だといえるのではないだろうか。

3 連 携

療養の場は状況によって変化するものであり、医療・介護に携わる者は、変化に応じた適切な支援が提供されるように努めなければならない。日頃は自施設を中心に、おおむね医療圏内や隣接する医療圏での医療・介護連携を行うことが多いだろうが、昨今の世帯構造の変化をふまえると、呼び寄せ介護などに代表されるように、遠方の医療圏との連携は増えていくように思う。インターネットなどでの情報公開も進んでいるため、患者・家族も自ら情報検索する時代である。私たちも、連携にあたって公開されている情報から必要なものを把握することはもちろんだが、それでもやはり直接の確認に勝るものはないだろう。知らないことで患者・家族の選択肢を狭めることがないように、「電話で確認する」も、遠慮せずに行って連携していけるとよい。

事例から"未来"を育む

- **患者だけでなく，患者を包含する家族全体に対して常にかかわることを意識する**

  外来診療では短時間に患者の身体状況を中心に介入することが多くなるが，可能なかぎり家族の同席を依頼して，そのキーパーソンとなるであろう家族へのかかわりも常に意識する必要がある。患者を含む家族全体が，今をどのように受け止め，どのような生活をしているのかを理解できるようにする。

- **病状理解を促進して少し先を考えられるような対話をもち，患者・家族の希望とその意味するところを把握する**

  看護師は，患者とその家族にかかわりながら，今現在の病状理解がどのようなものであるのかに関心を注ぐ。その理解が専門職の見通しと乖離が大きいようであれば修正を試みる必要があるし，これから先のイメージができるような問いかけができるようにする。そのうえで，患者や家族の語る言葉の意味するところが，患者や家族の考えるものと違っていないかの確認を怠らないようにする。いわゆるbig word，例えば"家"がどの家であるか，"社会復帰"が退院のことなのか職場復帰であるのかなど，どのような意味でそれを言っているのか，正しく理解できるようなコミュニケーションが求められる。

- **遠方の異なる医療圏との連携に限ったことではなく，わからないときは直接確認する**

  自施設や自分の地域の常識，あるいは自分の認識が，誰にでも広く通用するものでないことを知る。連携先の都合もあるが，それすらも推測ばかりではらちが明かない。わからなければ電話などで直接確認するのがよい。もし間が悪ければ，その際にどのタイミングであれば知りたいことが確認できるのかを聞けばよいのである。

文献

1）鈴木和子，渡辺裕子：家族看護学；理論と実践．第5版，日本看護協会出版会，東京，2019．

（柏谷優子）

column　Now's The Time

　Aさんは東京でがん治療を受けていた。Aさんは18歳で就職し，各地を転勤しながら，今の街に住み10年が経過し，定年退職を目前にこれから地元に帰って昔の仲間たちと楽しく過ごそうと思っていた。そんな矢先のがんであり，加療したが，終末期を迎えつつあった。

　Aさんは地元に帰ることをあきらめていた。『こんな体では，帰れない…』。Aさんは手術後の経過が悪く，術創が離開し始め，状態維持のためにさまざまなルートが装着され，ベッド上での生活を余儀なくされている。

　そのとき，Aさんの日頃の気持ちを知る家族や知人がどうしても，地元に，実家に連れて帰りたい！と動き始める。しかし，地方では情報が乏しい。そこで，田舎ならではの医療者のネットワークに数珠つなぎで相談し，今の入院先の都内の病院とAさんの地元である地域の情報通とをマッチングして後方支援病院，訪問診療，訪問看護，居宅介護支援事業所を決定し，移動手段を検討し，準備を整えた。

　『Aさん，地元に帰ろう！プロジェクト』の最初の発声から1週間後に，Aさんは他県への転院をサポートする事業者と家族と共に空路で地元に帰った。空港から直接，後方支援病院に数日入院して，緊急時の受け入れ手続きをすませ，実家に戻った。

　今！というときが，そのときである！日本国内の移動ならば，これまでにそれぞれの地域が培ったネットワークにつながりさえすれば，必ず突破口はあり，意向に近づくことはできる。誰かがするのではなく，私が動くのだという意識さえあれば，一歩踏み出せば必ず患者の意向を紡ぐことができる。それが，ACPであり，連携だ。

（濱本千春）

4 介護保険対象外となる若年がん患者の在宅看取りを支える

はじめに

　介護保険制度は2000（平成12）年4月からスタートしたが，2005（平成17）年の改定の際に特定疾病のなかに「末期がん」が追加され，40歳以上のがん末期患者に対して介護保険サービスを利用できるようになった。そのことはがん患者の在宅療養支援にとって心強い存在となっている。しかし，がんという病気は，今や国民の2人に1人が罹患し，3人に1人ががんで亡くなる状況であり，患者層も小児から壮年期，高齢者までと幅広い。さらに，化学療法や放射線療法など，がん治療の主軸が通院（外来）で行われるようになってきているなかで，単に終末期だけでなく治療期であっても在宅での療養支援を必要としている患者が数多くいる。

　その制度の隙間で，必要な支援やケアが受けられない患者層として，とくに20代〜40歳未満の若いがん患者は非常に厳しい状況に置かれている。医療保険もほとんどが3割負担で，高額療養費制度の上限も高齢者の10倍以上で，介護保険は利用できない。さらに家族背景として，両親が健在または介護が必要であったり，独身者もいれば，結婚していても子どもがまだ幼く，教育や子育ての手間もお金も必要な時期である。仕事上も現場の実質的な役割を担っているなど，仕事も家庭も，経済的にも，決してゆとりのある状況とはいえない。

　在宅療養における社会制度が活用できないから，入院治療しか選択肢がないのか。そのような人が入院すると，家庭は，仕事は，家族はどうなるのか。若いがん患者は，多くのジレンマを抱える状況にある。制度の隙間を埋めるためには，生活支援，就労支援，家族役割などきめ細かなサポートが必要になる。ここでは40歳未満のがん患者の在宅療養支援について述べる。

 事例を理解する視点

- ☑ 「患者」だけでなく「生活者」の視点を軸におく
- ☑ 家族支援は，少し先を見越しながら動く
- ☑ 地域リソースをフル活用し，チームの連携と発想の転換で乗り切る

 事例から学ぶトピック・ニーズ

介護保険対象外への支援，若年がん患者向けの在宅支援事業，遺族・遺児ケア

事例紹介

- 森本さん：35歳，女性
- 疾患名：大腸がん Stage IV，サブイレウス，がん性疼痛，リンパ浮腫

家族状況

　一戸建，夫と小学生の長男（5年生），長女（4年生），次男（2年生），次女（年長）の6人暮らし。夫は長距離トラックの運転手で，平日はほとんど不在である。家族間はとても仲がよい。

　森本さんの実親は徒歩10分ほどのところに住んでいるが，実母が脳腫瘍で手術したばかりである。夫の両親も車ですぐのところに住んでいる。

　あるとき長女に「お母さん，まさかがんじゃないよね。がんだと死んじゃうんでしょう？違うよね？」と言われ，子どもたちに病名が言えず，「お腹の病気」と説明，人工肛門も隠して子どもたちをお風呂に入れていた。

身体状況

　森本さんは32歳のときに腹部の違和感があり病院を受診したところ，大腸がんと診断され，直腸，子宮，両側卵巣切除術を受け，人工肛門を造設した。その後化学療法を行ったが，1年後に肺転移が増大，さらに1年後の夏にリンパ節増大と小腸浸潤でイレウスと水腎症となり，小腸小腸吻合術と尿管ステント留置となった。その後，左下腹部〜大腿部の痛みが増強し，入院で緩和的な放射線治療を行った。体力の低下もあり，治療を受ける病院までの通院がやや負担になったことと，疼痛コントロールをきめ細かく行うために在宅フォローを希望し，10月初めに訪問診療・看護が可能な医療機関を受診した。

　放射線治療後も左腰から足にかけての痛みがあり，フェンタニル貼付剤を使用し始めた。ときどき腹部の張りはあるが，食欲はあり，便通も良好である。

経済状況

　夫の扶養家族であり，健康保険は3割負担である。40歳未満のため，介護保険は利用できない。夫の収入だけでは治療費の支払いが難しく，自分自身の親に一部を負担してもらっている。一時は生活保護が受けられるよう，名義上，離婚することも真剣に考えていた。

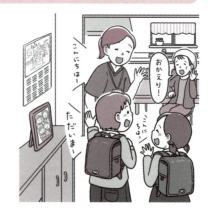

経過の見える化

再発の2年前：大腸がんと診断。手術，化学療法実施 → 再発・手術（6月）：再発，肺転移，イレウスにて手術 → 9月：左腹部〜大腿部痛に対し，入院にて放射線治療 → 10月：在宅医の外来受診と訪問看護開始 → 翌年1月：在宅診療に切り替え → 翌年4月：在宅看取り

森本さんの療養経過

外来通院の時期

　森本さんは病状の進行を感じながらも，運動会や音楽会など，子どもたちの学校行事の一つひとつを目標に頑張りたいと話し，10月から年内までは症状緩和や体調管理を外来通院で行った。

　外来通院を希望したのは，訪問診療より自己負担額が少ないことと，通院することで「自分はまだ頑張れる」と思えるのが理由であった。24時間対応の訪問看護ステーションからの定期的な訪問を提案したが，月2回で10,000円近くになるため，医院からの訪問看護（1回約1,700円）のみを希望した。

　左下肢のピリピリとした痛みは放射線治療後から軽減していたが，腹部の鈍痛が続いていた。痛みが強いときには不安も強くなり，「自信がなくなる」と話していた。オキシコドンのレスキューの効果から，定期でもフェンタニル貼付剤と併用してオキシコドンを使用したところ，痛みがすっきり取れるようになった。

　子どもたちにどのように病気のことを説明すればよいのか，夫婦でも悩んでいると話した。脳腫瘍で手術を受けた実母は，自分のことより森本さんのことを気遣い，実父と共に病院への送り迎えや食べ物を差し入れたり，子どもたちの世話も手伝っていた。そのことを森本さんも申し訳ないと思いつつも頼りにしていた。今後の療養先については「ホスピスは最期に行く場所というイメージがあって，私にはまだ先かな。できるだけ子どもたちと一緒に今の状態を続けていきたい」と話していた。

訪問診療開始から看取りまで

　森本さんは左腰から大腿部の痛みが強くなり，食事もほとんどとれないと，正月明けすぐに往診希望があった。フェンタニル注で痛みは軽減したが，エコー検査で水腎症の悪化が疑われ，紹介病院に一時入院し治療を行った。しかし，病院名に「がん」とついていたため，森本さんは子どもたちを見舞いに来させなかった。

　退院後は寝込むこともあり，子どもたちに弱っている姿を見せたくないからと，森本さんは実家に泊まり，子どもたちの面倒は義母がみることを繰り返した。「痛みやしんどさがあるといろいろと不安になる。自分にとっては実家が気楽でよいが，子どもたちと離れるし姑にも気を使う。下の娘から『お母さん，迎えに来たよ』と言われると切ない。これからの治療やお金のことも気になる」と話した。

　2月になり車椅子を希望し，区役所に問い合わせ，社会福祉協議会で2週間前後の無料

レンタルを利用した。

3月には，トイレ歩行がやっとという状態になり，1人では入浴ができなくなってきた。次女の保育園の卒園式が18日にあり，体力を温存していくためにも福祉用具の利用や訪問看護の回数を増やすことを提案した。食べられなくなってきていることに実母は点滴を強く希望したが，森本さんは腹水や浮腫が悪化することを気にして希望しなかった。相談のうえ，CVポートを利用し，点滴を一度試してもらった。寝起きが自分でしやすいように，自宅に介護ベッドを置けるよう，福祉用具の業者と自費レンタルについて調整した。また，看護師が同行し，家族みんなで近くの総合福祉施設の温泉に行くことを企画した。子どもたちが先を争って森本さんをサポートし，楽しく過ごした。体調が悪く卒園式には行けなかったが，ベッドサイドで記念写真を撮ることができた。「これからどうなるのか怖い。だけど子どもたちのためにもできるだけ家で最期まで過ごしたい。頑張ります」と言った。夫，実母，姑と共に今後の対応について相談した。その後，トイレ歩行が難しくなるが，排尿は尿取りパッドを自分で替えやすいようにオムツバケツを利用した。ストーマはゆっくりだが自分で交換することができた。高カロリー輸液は2日おきに1,000mL実施し，訪問診療は週1回，訪問看護はほぼ毎日入るようにした。

4月に入り傾眠傾向になり，次女の小学校の入学式も行けなかったが，自宅近くの桜の下で，家族そろって記念撮影ができた。

その後，さらに倦怠感が強くなり，起き上がることが難しく，尿管カテーテル留置を希望した。今後，会話も難しくなると判断し，森本さんに，自分の言葉で子どもたちに伝えたいことを伝えるチャンスであることを話した。その日の夜，森本さんは子どもたちを一人ひとり枕元に呼び，夫と共にメッセージを伝え，翌朝静かに息を引き取った 。

訪問看護師がケアで困った場面

1 病状進行と家族内の役割の維持・バランスをどうとるか？

森本さんは，後半は自宅と実家を往復して過ごしたが，子どもたちのそばにいて，できるだけ母親としての役割を果たしたい一方で，病状が進行しできないことが増えてくる焦りと，痩せて弱っている姿を子どもたちに見せたくない，まわりに気を使わずに過ごしたいというジレンマがあり，どのように寄り添っていけばよいのか，チームでも悩んだ。

森本さんは，夫にそばにいてほしかったが，経済的にも仕事を休ませたくないので，言い出せないでいた。それぞれの親に対しても，子育てや日常生活だけでなく経済的な支援を心強く思う反面，心配や迷惑をかけているという申し訳なさがあり，素直に頼り切れず，無理をしてもできるだけ自分で頑張ろうとしていた。

2 症状緩和；何を目指して，どこまで対応するか？

痛みの原因が複数かつ複雑であったことと，サブイレウス，水腎症もあり，症状コント

ロールが難しかった。さらに本人管理が行いやすいような工夫と経済的なバランスをとることが必要であった。

経口摂取には限界があった。高カロリー輸液を含む点滴の実施については，腹水貯留や下肢浮腫などのリスクがある。一方，卒園式や入学式などのイベントの時期まで，外出できるくらいの状態を維持するためには有用であると考えられた。また，森本さんは点滴で「しばられたくない」から最小限にしたいと考えていたが，とくに実の両親は点滴の継続を強く希望し，ここでも対応に悩んだ。

3 介護保険が使えず経済的にゆとりのない状況で，生活支援をどうするか？

介護保険が利用できず，経済的にもゆとりのないなか，ADL低下に伴い，少しでも自分で身の回りのことができるようにするためには，どんな環境調整をしていけばよいのか悩んだ。

外来通院時期でも十分に訪問看護が入れば精神面でも支援できるタイミングが多くなるが，経済的な負担を考えると回数を増やすことができず，支援体制・支援方法に苦慮した。

4 家族へのかかわり，サポートをどうするか？

病名を知らせていなくても，日々弱っていく母親の様子は子どもたちも感じており，そのことで母親に近づけなかったり言いたいことが言えなかったりしないように，どんな配慮ができるか考える必要があった。思春期に近い長男・長女と，小学校低学年と入学前の次男・次女への対応も異なり，訪問時間によっては会えないこともあるため，かかわるタイミングも難しかった。

森本さんと夫は，子どもたちにどのように死別を伝えるか，「死にたくない」気持ちと「きちんと伝えておきたい」気持ちとで悩んでいた。実の両親は予期悲嘆に苦しんでおり，夫の両親は気を使って頼ってくれない森本さんや孫たちの今後の生活を気にかけていた。こうした家族にも医療者側はどのような声かけをしていけばよいのか困っていた。

困りごとから患者のニーズを知り，ケアを考える

1 病状進行と予後を勘案しながら，日々の生活の意思決定を支える

「迷うよね…」「難しいよね…」「つらいよね…」など，森本さんのジレンマに丁寧に共感的にかかわるようにした。「痛みが強いときは，どうだったらあなたも子どもたちも安心かな？」「来週くらいになったら，自分でトイレに行くのは難しくなるかもしれないけど，どうしていこうか？」など，森本さんが半歩先の状況をイメージできるように伝え，子どもたちや夫，親とどのように生活していきたいかを一緒に考えるようにした。

チームメンバーが森本さんの意向に沿って統一的な対応ができるように，できるだけタ

イムリーに情報交換を行うと同時に、互いに声をかけ合ってメンバー間で支え合うようにした。

2 生活のしやすさ，役割の維持を軸に症状緩和を工夫する

「あまりレスキューは使いたくない」「できるだけ点滴はしたくない」「子どもといるときは笑顔でいたい」などの森本さんの希望と、どのようにすれば生活がしやすくなるかを確認しながら、薬の使い方やタイミングなどを相談していった。

レスキューの反応から、オピオイドを併用したり、イレウス予防など副作用管理も微調整ができるように、電話などでこまめに森本さんと連絡をとるようにした。輸液を夜間に行うなど、実施のタイミングや効果と副作用のバランスを森本さんや両親とも確認しながら行った。

3 生活支援のための環境づくり

ケアマネジャーや福祉用具業者、行政窓口など、介護保険外でも活用できるリソースを「知っていそうな人」にどんどん相談してみた。結果、若いがん患者を支援するNPO法人のサポートを得て、安価で介護ベッドをレンタルすることができた。

チームメンバー間でも、手持ちのもので活用できるものがないか、お金をかけずに工夫できることを相談し合った。森本さんがもっていたオムツバケツを活用したり、医院にあった車椅子と点滴スタンド、訪問看護ステーションがもっていたポータブルトイレを貸し出した。

前半は、電話対応などで訪問看護を最小限にし、後半は、在宅がん医療総合診療料を活用して自己負担が少なくなるようにした。ヘルパー利用も負担がかかるため、それぞれの両親や子どもたちともスケジュールや役割分担などを確認し、訪問看護と協働してサポートしていけるようにした。

4 二歩先を見越しながら，森本さんと家族をつなぐ

子どもたち、夫、それぞれの両親とのコミュニケーションがスムーズに行えるよう、チーム内でも役割分担しながら、信頼関係を築き、仲良くなるようにした。夫やそれぞれの両親の思いを共感的に傾聴し、今後の予測される経過と対応について、一緒に考え準備していくようにした。

子どもたちが学校から帰ってくる時間と訪問時間を調整し、まず子どもたちの今の思いや不安をキャッチできるよう、質問や気がかりがあれば遠慮なく質問してもらえるように声をかけた。「聞きたいことない？ 心配していることない？ 困っていることは？」などである。

「こういうときのお母さんのお手伝い係は誰々」など子どもたちも含めて家族内での役割を明確にし、徐々に弱っていく森本さんをみんなで支えていけるような環境づくりを行い、医療者とも共有・協働するようにした。

幼稚園や小学校のスクールカウンセラーや担任らに状況を伝え，学校側でも死別後もサポートしてもらえるよう協力を依頼した。

　森本さんが亡くなった後，「僕がする」「私がピンクのタオルを使う」と子どもたちは先を争ってエンゼルケアを手伝ってくれた。「お母さん，笑っているみたいだね」「お母さんの手，まだ温かいね」と，怖がる様子もなく，お母さんに丁寧に触れながら声をかけ，最期はみんな笑顔で送り出すことができた。

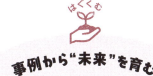

事例から"未来"を育む

- **「患者」だけでなく「生活者」の視点を軸におく**
  とくに，患者が求める家族や社会のなかでの役割のあり方や維持の方法について共に検討して，ケアの目標設定を行う。家族支援については，少し先を予測しながら動くことが必要である。家族はいずれ遺族になるため，患者が亡くなった後の家族の生活の変化や影響をイメージして今できることをその都度に調整を図る。

- **地域リソースをフル活用し，チームの連携と発想の転換で乗り切る**
  十分に既存の制度が利用できない場合でも，情報収集して地域のあらゆる資源を探し，時に創造し，コーディネートしてみる。できる・できないの視点ではなく，患者と家族がよりよく生き抜くために必要なヒト・モノ・カネ・時間・情報を収集し，常に検討する。

（宇野さつき）

column 障害福祉サービスの情報収集のアンテナを張ろう

　2015年ごろより，各自治体にて「若年がん患者在宅療養支援事業」が始まった．詳細は自治体によって若干異なるが，主に介護保険制度の適応外である40歳未満の若年がん患者に対して，介護保険制度と同等のサービス提供ができる事業であり，サービスは主に福祉用具や訪問介護，訪問入浴などが対象になっている．

　介護保険対象年齢であってもなくても，身体障害者手帳や厚生労働省の指定する特定疾患などであれば，障害福祉サービスの活用ができるケースもある．しかし，「がん」という疾患名では障害者手帳などは取得できない．

　これまで障害者手帳を取得できたケースとしては，人工肛門や人工膀胱などによる排泄経路変更，骨転移による横断麻痺に伴う脊髄損傷，長期間の治療の経過で四肢末端の筋力低下に伴う体幹機能障害などでの身体障害者手帳の取得，脳腫瘍または脳転移によるてんかん，治療の過程でのうつ病などに関して精神障害者保健福祉手帳の取得，などが可能な場合がある．

　自治体による違いはあるが，身体障害者手帳3級相当以上であれば重度医療受給者証や自立支援医療費受給者証などが発行され，医療費が減免される．身体または精神障害者手帳を取得している場合は，障害福祉サービス受給が可能となり，訪問介護や移動支援事業などが対象となる．さらには，特別障害者手当の支給などの経済支援もある．そして，同居家族では所得税や自動車税の減税などもある．さらに，身体障害者の場合は，障害の種類と等級によって，日常生活用具の給付としてベッド，エアマット，車椅子などの現物が支給または一部の自己負担で購入ができる．

　しかし，どの支援も自分から申請しなければ活用できない．そして，上記のそれぞれの手帳の取得は診断できる医師が限定されている．いろいろな制度を使いこなすためには，アンテナを張り，気がついたら即動くことが必要である．

（濱本千春）

5 その人にとって本当に必要な支援は道具なのか？ 人なのか？ かかわりを見極める

> **はじめに**

2000年の介護保険制度の開始以降から現在を振り返ると，福祉用具の選択が豊かになったことを実感する。以前は社会福祉協議会からレンタルしたり，個人購入であったり，障害福祉サービスの日常生活用具の給付として手に入れたり，なかには在宅介護が終わって使用しなくなった福祉用具を，家族や知人同士で貸し出し合うこともみられた。そのころと比べると，カタログから選び，安価で，セッティングもプロが対応する現在は，本当に便利になっている。しかしそれは，本当に楽なのであろうか。また，誰が楽なのであろうか。

本事例では，そのあたりを含め，福祉用具の選び方をテーマに考察する。

なお，福祉用具には一般レンタルおよび購入と，介護保険対応でのレンタルおよび購入とがある。介護保険の場合，要介護2以上が対象であり，要支援1〜要介護1は主治医からの追加書類が必要である。がん患者の場合，がん種にもよるが，一般的に身体症状のマネジメントが適切に実施されていれば，亡くなる2週間前くらいまでADLが自立していることが多い。そして，介護保険はADLの障害と認知機能障害をベースに評価される。そのため，申請時期の身体状況によっては介護保険が活用できない事態も起こり得る。

 事例を理解する視点

- ☑ 福祉用具の導入の目的と期待される効果，予測される副作用を熟考する
- ☑ がん患者に予測される身体状況の変化を読み解く

 事例から学ぶトピック・ニーズ

患者の意向と予備力・適応力，残存機能の評価，
患者と医療者との予測の差異，最小限のコストで最大限の効果

事例紹介

◆ 中山さん：105歳，女性，息子85歳との2人暮らし

家族状況

85歳の息子と2人暮らし。夫は20年前に他界している。段差の多い一戸建てに住んでおり，中山さんはここで生まれ，ここで育った。

身体状況

大腸がん，多臓器転移あり。腰痛，心不全，腎機能低下あり。年相応の物忘れはあり。

ある日，「便が細くなったような気がする」と語ったことが発端となり，精査にて大腸がん，肺・肝転移が発見された。大腸がんは全周性ではあるが，閉塞はなく，本人・家族の希望にて手術を含めた加療はしないこととした。

診断から半年が経過したころより腰痛があり，円背のため以前から通院していた整形外科にて鎮痛薬が処方され，1週間内服していた。内服から5日目ころより呼吸困難が出現し，救急搬送されたところ，心不全と腎機能低下と診断され，入院加療となった。入院中は環境の変化からせん妄が出現するなどいろいろとあったが，状態が安定すると「もう二度と病院には来ない！帰る！」との発言があり，退院前カンファレンスを行うこととなった。

退院前カンファレンスでは，病院（医師・リハビリテーション職）から住環境の整備の必要性を熱弁され，電動ベッド・ポータブルトイレの設置，車椅子の準備，段差解消，手すりの設置などの提案がなされた。カンファレンス翌日にはケアマネジャーと病院のリハビリテーション職が自宅に訪問し，上記用具の設置場所を決定し，2日目には設定され，3日目に退院となった。

退院日，帰宅早々から中山さんの表情が険しく，帰宅直後に往診した馴染みのかかりつけ医から「これからはベッドとか必要だからなんとか慣れてよ…」と言われ，しぶしぶ「はい」と答えたものの，医師が退席すると「なんでこんな邪魔なものを置くのか」と繰り返し言い始め，家族が困惑している。

生活状況

がん発症前より日常生活は自立しており，こたつで寝起き，這って洋式トイレに行き，トイレから立ち上がり洗面を行い，台所に寄ってご飯を食べ，こたつに戻って寝る，という生活を繰り返している。

社会資源

かかりつけ医（内科）と半世紀以上の関係があり，この十数年は降圧薬を処方されている。ケアマネジャーは家族から相談を受けて以前から介入するタイミングを図っており，今回の退院をきっかけに介入を始めた。訪問看護は，退院後のかかりつけ医の往診後に医師からの紹介にて介入となった。

経過の見える化 かかりつけ医（内科医）とのかかわりは半世紀以上である。

訪問看護開始6カ月前
大腸がん，肺・肝転移が見つかる
手術などの加療は行わない方針

訪問看護開始1カ月前
腰痛が出現，処方された鎮痛薬服用から5日後あたりから呼吸困難がみられ救急搬送

訪問看護開始3日前
退院前カンファレンスにて福祉用具につき提案される。提案後すぐに自宅の環境調整が行われ，カンファレンスの3日後に退院

訪問看護開始
退院するも，険しい表情

> 中山さんの療養経過

かかりつけ医からの紹介で退院後3日目に初回訪問となる。中山さんはきれいに身支度し，ベッドではなく床に正座し，「お世話になります」とお辞儀をし，看護師の声かけやバイタルサイン測定などにも笑顔で的確に応答していた。足のむくみにつき看護師が尋ねると，坐位からするりと長坐位になり「むくんではおりません（笑）」と答えていた。看護師が退室することを確認すると，反対側の障子から四つん這いで廊下に出て，柱を伝って立ち上がり，トイレに行っていた。

同居する息子からは「他人には笑顔ですけどね…，一度気に入らなかったらテコでも動かない人なんです。ベッドや手すりを使うように促すとけんかになってしまって…，困っています」とため息をつかれた。同席していたケアマネジャーも困った顔をしていた❶・❷。

訪問看護師がケアで困った場面
---

❶ 福祉用具について中山さん・家族・かかりつけ医・ケアマネジャー四者の意見対立

それぞれの意見は以下のとおりである。
①中山さん：「これまでどおりの環境で生きたい」「死にたい」「余計なことはしないでほしい」

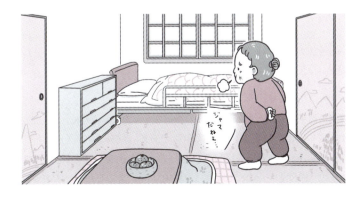

 5 その人にとって本当に必要な支援は道具なのか？ 人なのか？ かかわりを見極める

②家族:「どちらでもいい」,でも「介護負担は嫌」
③医師:「高齢者の終末期に在宅療養するということは,電動ベッドなどの福祉用具を利用し,家族以外の他人介護を受け入れて家族の負担も軽減しながら,長続きできる療養方法を選択し生活することが正しい」
④ケアマネジャー:「中山さんの希望をかなえてあげたい」「家族の負担を軽減してあげたい」「医師の意見も正しいから反論できない」「医師に自分の意見を言うことができない」

各々の意見は理解できるが,そもそも中山さんの身体状況と環境が合っているのかの評価を,誰が責任をもって行っているのかが課題である。

そこで,本当に中山さんに福祉用具が必要なのかについて,生活場面での中山さんの行動から身体機能を評価した。

❷ これからの介護や療養生活・緊急対応のあり方について,中山さん・家族の意向のすり合わせができていない

中山さんの100年以上の人生のなかで,生命の危機に直面した体験(戦争体験)も数知れずあり,息子もかかりつけ医も高齢であり,老いやその先にある死について考えているとは思われるが,具体的な語りは避けている様子がうかがえた。

中山さんは「もう十分に生きました,あとはお迎えを待つばかり」と言い,息子は「自宅での看取りを考えています」,かかりつけ医は「自然な最期で」と言う。一方で看護師から,心不全の悪化に伴う呼吸困難やイレウスによる身体的な諸症状などの具体的な予測をもとに,今後の対応と体制を確認すると,以下の発言が聞かれた。

中山さん:「楽にしてください,お薬をください」
息子:「やっぱり総合病院へ入院かな。あっ! でも前みたいなせん妄はかなわないな…」
かかりつけ医:「えっ? 救急車でしょ,挿管は必要かもね」

上記のような発言がみられ,現実味がないのが課題である。

そこで,予測される身体変化を中山さんと家族はどのようにとらえているのかを確認することから始めた。

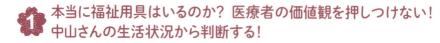

❶ 本当に福祉用具はいるのか? 医療者の価値観を押しつけない!中山さんの生活状況から判断する!

◯身体的特徴や病態から福祉用具を選別する
1)身体的な特徴,居宅の特徴と生活動線から,中山さんの力を読み解く
①中山さんは身長145cm,体重40kg,中肉中背である。過去に胸椎圧迫骨折の既往があり,円背がある。元来,畳での寝起きをしており,100歳を過ぎてからは,布団から這い出し,すぐ隣のこたつ(布団から30cm以内)に手をつき,立ち上がり,時に四つん這いでト

イレに向かい→便座を持って起き上がり→坐位になり→帰りは独歩で寝床まで戻ってくる。1日昼間4回, 夜間2回程度トイレ移動している。時折, 間に合わないこともあるが, 排泄の失敗も自分で片づけている。入浴は自力で浴槽に入っている。息子が見守りで浴室に声をかけ, 扉を開けると「女体をのぞくとは何事じゃ！」「わたしゃ, 手伝ってもらうほどもうろくしておらん」とぴしゃりと怒る。毎日朝夕に, パジャマから私服に自分でスムーズに着替え, 調理はしないが, 食卓にセッティングされれば普通食とおやつを食べている。

⇒体位変換時の手足の動きや, ADLの動きを確認する過程から, 中山さんには大腿部の筋力, 足底や足指の床をとらえる力などの下半身の筋力が十分にあるといえる。また, 円背はあるが肩甲骨の可動域が広く, 立位でのバランスのよさ, 片足立ち可能, 握力の低下や左右差がないことから, 上下肢ともに動き・柔軟性も十分にあるといえる。さまざまな身体状況から, 年齢相当以上の身体能力があることが予測される。また, 心不全の管理が十分にできていれば浮腫・スキントラブルはなく, 年齢相応に低栄養状態に陥る可能性はあるが現状は問題ない。

②訪問時, バイタルサインのチェック, 呼吸・心音の確認, 浮腫やスキントラブルの確認など, フィジカルアセスメントを実施するために声かけすると, 理解が早く, 視力・聴力にさほど低下なく, 協力動作も素早い。布団からの起き上がり, 正座のバランス, 長坐位へのふらつきがない。

⇒年齢相応の物忘れはあるが, 体幹バランスのよさ, コミュニケーション能力や認識には問題が少ないと予測される。

③中山さんは半世紀以上, 現在の自宅に住んでおり, 自宅内に段差は無数にあるが, これまで一度も転倒や骨折をしたことがない。自室は8畳和室で3方向から出入りができ, 室内は四つん這いで十分に動ける広さである。ベッドが気に入らないこともあり, 現在はベッドの下（畳の上）で寝起きしている。退院前に設置した段差解消と手すりは中山さん本人からは非常に不評であり, 部分的に行った段差解消でかえって足が引っかかりやすくなってしまった。手すりは中山さんの肘の高さよりやや上に設置されたため, 握りにくく, 重心移乗しにくいために使いにくく, 中山さんは手すりの欄干に着替えを干している。

⇒生活し慣れた環境のほうが転倒しにくい。今回導入されたベッド, 段差解消は著しい環境変化を伴うため, 上記にある中山さんの筋力や適応力を奪い, 逆に転倒のリスクが高くなる。また, 低床であってもベッドがあることは, これまでの中山さんの空間認識とは相容れず, 物理的にも大きく邪魔であり, 活動が制限され, 今までに活用できていた筋肉を生かすことができないため, より転倒しやすい状況を生み出していると判断できる。

2）病態から今後予測される身体変化を読み解き, 環境調整を想定する

大腸がん, 多臓器転移があるが, 現在の食事量と運動量が維持されれば, 現状から徐々に老衰の経過をたどることが予測される。肺転移と心不全があることから, 退院時に在宅酸素を設置し, 夜間や労作時に使用を勧められている。今は, 入浴後に酸素を装着し, しばらくすると外している。

⇒病状の悪化に伴い, 療養場所の変更も検討する必要がある。または, 自宅で看取りを

考える場合は，中山さんが動けない状況になった場面で介護体制に合わせた環境調整を早急に対応する。そのためにも中山さんと家族のそれぞれの心づもりから，環境を想定する。

◻ 患者の現在の身体能力から残存能力を分析する

中山さんの身体状況から，畳からの寝起き，食卓での食事，トイレへの移動は十分に行えると判断できる。ベッド，手すり，ポータブルトイレ，段差解消などの設置が，中山さんのADL低下を誘発し，自律を妨げている可能性がある。在宅療養では災害対策も考え，可能なかぎり自力で動ける能力は最大限に生かし，伸ばす必要がある。

◻ 意見の対立のそもそもの原因は何か？

本事例で意見の対立が生まれた原因としては，中山さんの希望と，家族の不安と遠慮，医療者の価値観の押しつけ，調整するケアマネジャーの後方支援（知識や判断）の不足が原因と考える。

中山さんの能力を最大限に生かし，家族の気がかりについてケアマネジャーと共に寄り添い，かかりつけ医や病院とは生命予後や医学的な判断について明確になるように情報共有することで，住環境の整備についてはケアマネジャーと訪問看護師に一任してもらえるように手配した。結果，これまでの生活状況と大腸がんと診断されたことに伴う身体変化や予測される事態から，現状ではベッド・手すり・ポータブルトイレ・段差解消は不要である。畳からの立ち上がりでタッチアップなどの手すりも検討したが，床から左右移動するため転倒のリスクが高くなること，また，手すりの代わりとしてこたつで十分であると判断した。一方，浴室に手すりがなく転倒する危険性があるため，シャワーチェアや浴槽内のすべり止めマットは必要と判断した。

2 予測される身体変化を中山さんと家族は理解しているのか？

100歳を超えて自立・自律した生活を営んでいた中山さんと，いつも一緒に生活している家族は，医療者から今後予測される身体変化について伝えられても，実際のところ理解できない様子があった。家族は「もう，この年だから，何があってもおかしくないことはわかります。でも，こんなに元気だと救急車で運べば助かるのでは？と思えてしまう」と話し，老いについては認識しているが，死についてイメージできていないと思われた。また，中山さんも，元気なときは「早くお迎えを」と言い，心不全増悪時には「早く助けてください」との発言がみられる。現状と今後につき，中山さんも理解していないわけではないが，土壇場にならないとわからない，という状況なのであろう。何よりも，この生活を80年以上続けた母子家庭の思考や行動は，簡単に変えるには無理がある。

中山さんと家族の相互の生活スタイルを維持しながら，困難に直面したときにあらためて新たな提案を行い，徐々に環境調整・変化を勧めるほうが効果的と考える。また，かかりつけ医も高齢のため，どのように対応することが医師の負担を少なくし，有効な患者支援につながるのかを一緒に検討することにした。

事例から"未来"を育む

- **患者の残存能力の評価と疾患の進行に伴い予測される事態の想定**

  生きるために今すぐに必要なこと，あとから必要なこと，なくても生きるうえでは困らないことに分けて，患者の残存能力を過小評価せず，患者の希望を優先して可能な方法を考える。

- **支援者の価値観・善意・当たり前を押し付けない**

  患者の本来もっている能力や生活動線から身体能力を評価する。できるだけ，退院前の福祉用具の調整などには，病院・在宅それぞれの専門家が参加して検討することが望ましい。
  医療者や病院の価値観を押しつけない。

- **「○○でなければ，△△できない」といった固定概念は早々に捨てる**

  できない理由を探すのではなく，相手のできるところに焦点を当てて考える。

（濱本千春）

column 障害年金は誰のための制度?

　身体障害者手帳の取得に際し，対象となる障害の範囲は，視覚障害，聴覚・平衡機能障害，音声・言語・咀嚼機能障害，肢体不自由，内部（心臓・腎臓・呼吸器・膀胱・直腸・小腸・HIVによる免疫・肝臓）機能障害であり，日常生活に制限を受け，障害程度によって等級数が決まっている。さらに障害が固定して6カ月以上経過する必要がある場合と，障害直後に認定される場合がある。

　医療費負担を考える視点では，重度心身障害者医療費補助（通称：重度障害者医療費受給者証）の確認であり，通常は身体障害者手帳3級以上で対象となる。また，障害を複数合わせて合算で3級相当でも受給することができる。しかし，所得制限があるため，例えば世帯主の所得が680万円を超えると，対象外になる可能性がある。また，2級相当になると障害年金の受給が可能となる。ちなみに，精神障害者保険福祉手帳は2年ごとに更新手続きが必要となり，自立支援医療費受給者証の取得と障害年金が受給可能となる。

　障害年金については，取得は65歳までであり，取得した状態での就労による所得は可能である。障害年金は身体障害者手帳や精神障害者手帳の取得が必須ではないが，ほぼ同等の内容で判断されるので，手帳の取得とともに年金支給の手続きを行うことがある。障害年金は障害をもってよりよく生きるための制度であるため，診断書の作成に予後を記述してはならない。

　実際の事例で，30代のがん患者で，骨転移で下半身麻痺となり身体障害者手帳を取得し，障害年金を申請したが，却下され，その後も複数回不服申し立てを行ったが認められなかった。その際の年金事務所の回答に「障害年金は生きる人のための制度であり，がん末期で死ぬ人を支えるための制度ではありません。そのため支給いたしません」との内容があった。申請書類に予後の記載はないため，医師の作成した診断書を開示請求したところ，医師が「予後1〜2カ月程度であり，生活に困窮しているので支給が必要である」と記載していた。この一文が原因で支給されなかった。その後，その患者は約8カ月存命したが，前年所得があったため生活保護が申請できず，親族の支援がなく，身重の妻がパートで働きながら，まだ未就学の子どもと3人暮らしで経済困窮状態のまま在宅看取りとなった。

　ちなみに，厚生労働省の指定する特定疾患は年齢制限なく，申請書類の作成，毎年の自治体への届け出が必須である。医療費が一部公費負担となり，身体障害を伴う場合は障害者手帳を取得する前に障害福祉サービスが利用できる。

（濱本千春）

Ⅳ章

医療職・介護職と連携したい

◯─ 医療職・介護職と連携したい ─◯

総　論

在宅療養を支える多様な人々
～マニュアルを超えて，その人らしさを支える～

　在宅療養の場で看護の対象となるのは，疾患のステージや障害の程度，治療内容にかかわらずさまざまな健康レベルの人であり，赤ちゃんから高齢者までさまざまなライフステージの人である。そして，その対象となる人は，「患者」であると同時に「生活者」でもある。当然のことだが，生活者としての人は，家族や職場，地域のなかでさまざまな立場や役割，交流をもっている。在宅の場に入っていくときには，その対象となる人が「生活者」であることを念頭に置き，疾患のことだけでなく，生活の視点（**表1**）も大事にしたい。しかし，生活者である患者のすべてを看護師が把握し，対応することは難しく，在宅では1人の療養者のニーズに応じて多職種がかかわることになる。在宅チームには，医師，歯科医師，看護師，薬剤師，理学療法士，作業療法士，栄養士，歯科衛生士など医療関係者だけでなく，ケアマネジャー，医療ソーシャルワーカー（MSW），訪問介護員，福祉用具・住宅改修の専門家や民生委員，療養者の家族やパートナー，友人，近所の人など多様なメンバーが存在する。時には療養者の職場関係の人や趣味活動の知人，ペットまでチームの一員となることがある。

　当然ながら，地域には多様な価値観をもったいろいろな人が生活している。患者は，その地域で暮らす生活者のひとりであり，「がんの患者」「認知症の患者」とラベル付けして，同様の対応をすることは難しく，個のニーズに合わせて，多職種で在宅療養を支えていくことが期待される。そこでは療養者がこれまでどのような生活を送ってきたのか，何を大切に生きてきたのか，どのような人間関係を築いてきたのかなど，療養者を知ることが大事になってくる。例えば，療養者のなかには毎朝，仏壇に手を合わせなければ1日が始まらないという人もいる。この場合，朝食の介助などは仏壇に手を合わせた後にするようなプランが必要になる。両親の形見の物を古くなっても大事に大事に使っている人もいる。

表1　生活の視点の例

- 食事は誰がどのように準備しているのか
- 生活ごみの対応はどうしているのか
- 洗濯や掃除はどのようにしているのか
- 外出時の交通手段は何か
- 仕事は何か
- 家族は誰がどのような役割を担っているのか
- 家計は誰が支えているのか
- 銀行や役所関係の手続きは誰が担っているのか
- 趣味や地域社会とのつながりはどうなっているのか　などの視点

この場合は間違って，大事なものを捨てることがないようにチームで注意する必要がある。また，なじみの家政婦の料理しか食べない人もいる。この場合，料理は家政婦にお願いするというプランが優先される。在宅のチームメンバーが協力して，療養者の大事にしていることに注意を払っていかなければ，療養者のQOLは下がってしまう。在宅における情報共有では，ぜひ，このような生活・人間関係に関することにも目を向けたい。このように在宅では，マニュアルどおりではなく，その人を知り，その人らしく過ごせるための協働が重要となる。

在宅療養の場の特徴
～療養者ごとに異なるチームメンバーでかかわる～

　在宅療養の場には，病院のような高度な医療機器もなければ，設備もない。いざというときに，医療処置に必要な薬や物品が揃っていないことも多い。だからこそ，在宅療養者の看護にあたるときは，予測をし，備えておくことが重要となる。備えの1つとして，地域にあるさまざまなサービスを把握し，療養者に合わせて調整していくことがある。

　在宅療養の対象者は，自宅で暮らしながら医師や歯科医師，看護師，薬剤師，訪問介護員，理学療法士，栄養士など専門職による訪問を受けたり，または外来やデイサービス，デイケア，（看護）小規模多機能型居宅介護などのサービスに通うことができる。また，看病や介護する家族の休息のために，一時的な泊りのサービス（短期入所サービス）も利用できる。症状マネジメントが自宅でうまくいかないような場合には医療機関への一時入院も可能である。在宅に似た環境で緩和ケアも受けながら暮らすためのホームホスピスなどもできている。このように，療養者・家族が在宅で安心・安全に療養できるように地域包括ケアシステムのもと，さまざまなサービスが整備されつつある。さらに，地域においては「サービスがなければつくればいい」と制度の枠にとらわれない自由な発想の持ち主がいることがあり，その人たちがつながって，使い勝手のよいサービスが展開されていたりもする。このように，地域では，療養者が病気をもちながらも日常生活を送っていけるようにさまざまなサービスがある。

　しかし，地域で利用可能なサービスを知らなかったり，介護する家族の心身の負担，病状急変時の対応への不安などの理由から在宅療養が困難となるケースは多い。在宅では，1人の療養者ごとに，そのニーズに応じて，さまざまな職種が集められ，チームをつくっていく。チームが固定されることはなく，患者の状態や事業所の状況などによって，チーム構成員が変化することもよくある。それぞれの職種や事業所によって役割や得意としていることも違っているため，在宅療養者にかかわるときには，地域にある多種多様な人材・資源の存在を知って，適材適所につなげる・つながることが重要になる。例えば，緊急コールの多い療養者に，緊急対応が困難な事業所を紹介してもうまくはいかない。療養者・家族にとって急変時の対応への不安などは拭い去れないものかもしれないが，「在宅ではこのような人たちと協力して，このようなサポート体制を整えます」と療養者・家族にしっかりと説明できれば，療養者の不安は少なからず軽減される。在宅では療養者の要望に沿って，療養者ごとにオーダーメイドの多職種チームが結成されるからこそ，最強のオリジ

ナリティあふれるチームをつくることが可能になる。しかし，互いに顔も名前もわからない者同士がチームメンバーになることもあり，すぐに阿吽の呼吸で物事が進まないことも多く，互いを知ることが必要不可欠になる。そして最初は，顔のみえる関係から，だんだんと人となりを知り，信頼できる関係へとなっていけるとよい。

訪問の第一歩は連携から

　在宅では1つの職種だけで患者の療養生活を支えることは不可能であり，違う職種や事業所同士でチームをつくっていくことになる。連携なくして在宅療養は成り立たないといっても過言ではない。そもそも療養者に訪問看護を開始するためには医師からの訪問看護指示書が必要であり，それがなければ訪問看護は始まらない。訪問看護指示を出す医師とは必ず連携をとることになる。初回訪問看護にあたっては，主治医に連絡し，病状確認，訪問スケジュール，その他の留意事項などを相談する。大学病院などの場合は，医師の顔がなかなかみえづらいときもあるが，書類だけのやりとりにならないよう病棟の担当看護師を介するなど工夫をしながら連携するように心がけたい。時々，患者や家族が中心となって，書類のやりとりや各事業所への連絡を行ったりしているが，適確な医療情報が提供されなかったり，患者・家族の負担が増えたり，適切なサービスにつながらなかったり，関係者間の信頼関係に悪影響を与える可能性もあるため，連携は専門職同士でしっかり行うようにしたい。患者の情報が共有され，かかわる医療・介護・福祉の関係者が連携していることが伝わると，患者や家族の安心感にもつながる。また，患者の通院先が複数ある場合には，主治医だけでなく複数の病院とコンタクトをとる場合もある。そして，同様の情報共有をケアマネジャーや病院の連携室担当者などと行いながらケアスケジュールが確立していく。そのような流れを通して，療養者のニーズを把握し，そのニーズに対応するために誰が何をするのか，チームの役割を知り，自分の役割もみえてくる。このように初回訪問前から，多職種との情報交換，情報共有がなされ，連携を基盤とした協働作業がはじまっていると言える。

連携のためのきっかけづくりをしよう

　療養者にかかわるにあたって連携の重要性は以前からいわれているが，実際には口で言うほど簡単にはいかないことも多い。そもそも，初めて連携する相手は，連絡をしてよいタイミングなど仕事の状況も，キャラクターもわからないので，こちらも身構えてしまう。どのような考え方で，どのような治療，ケアをする人なのか。連絡をとってみてこちらの困りごとを相談したりすると，相手の本音も垣間見え，解決策がみえてくることもある。かなり価値観が違うと感じることもあり，食い違いがないよう情報共有することの必要性がみえたり，連携の仕方の糸口が得られる場合もある。いずれにせよ迷っていても始まらないので，まずは電話やメールをする，伝言を残す，直接会うなど，つながるためのアクションを起こすことが大事だと考える。また，連携をとりたい人と一緒に仕事をした経験

がある人が周りにいれば，その人から連携方法について情報収集するのも一案である．直接連携，間接連携，方法はいろいろとある．初回の訪問のときは，あいさつという名目で連絡もしやすいのではないかと感じる．あるいは，地域の事例検討会，研修などに参加して，交流関係を広げていくという手もある．そして，相手の反応をみながら，連携方法を検討していき，関係性を積み上げていけるとよい．

　また，日頃から，ケア内容に変更があったとき，状態に何らかの変化があったとき，アドバンス・ケア・プランニング（ACP）にかかわるような情報を療養者から聞いたときなどは積極的に情報共有するよう心がけたい．共有方法は直接会う，連絡ノートや電話，メール以外にも，メディカルケアステーション（MCS），カナミック，サイボウズなどの連携連絡ツールも活用されるようになっている．しかし，インターネットを利用した情報共有方法は相手が確認するまでタイムラグが生じることがあるので気を付けたい．直接会話ができると，文字で書かれている以上の情報が得られたり，ケア提供者の意図も含めて伝えてもらうことができたりメリットはあるが，相手の都合のよいタイミングがつかみにくい，会話した相手としか共有できない，内容が残らないというデメリットもあるので，状況に応じて，使い分けるようにしたい．情報については記録で残されていると，療養者・家族の言動や意向の経時的変化を把握し，チームの対応を統一させることができる．情報共有しようかどうか迷うのであれば，とにかく情報共有する方向で動くほうがよい．まずはチームの関係構築に向けて，つながろうとアクションを起こすことが重要になる．

訪問時は1人でも，連携により協働で療養者を支える

　訪問看護は1人で療養者の自宅に訪問し，療養者を取り巻く状況を観察し，ケアを展開する．そこは閉ざされた空間ともいえ，自らが積極的につながりをもたなければ訪問時に「どんな情報を得たのか」「何をしたのか」は知られないままとなる．だからこそ自分が訪問でみたこと，感じたこと，実施したことを同僚はじめ，他施設のメンバーと共有することが重要になる．看護師1人でできることは限られており，生活の一部の点を支えることしかできない．治療のこと，リハビリテーションのこと，栄養のこと，家族のこと，仕事のこと，お金のこと，自宅の居住環境に関すること，相続のことなど看護師だけでは太刀打ちできないことが山積みである．しかし，それぞれのチームメンバーや専門職が集まり，知恵を出し合えば，何らかの解決策を見つけることが期待できる．自分の訪問時には確認できていない療養者の言動を，ほかのチームメンバーが引き出していることもある．また，同じ質問を療養者にしても，相手によって回答が違うこともある．チームで得た情報を統合することによって，療養者にとっての最善をチームで検討することができる．またチームメンバーにとっては，1人で考えるより，チームのほうが刺激を受け，エンパワーされる．しかし，そのためにはチームメンバーの心理的安全性を日ごろから高めるような取り組みが必要だといえる．エドモンドソンは，心理的安全とは「みんなが気兼ねなく意見を述べることができ，自分らしくいられる文化」と述べている[1]．チームメンバーを知り，当たり前だが相手を尊重し，助け合える，風通しのよい関係づくりを日ごろから心がけたい．訪問看護は1人で訪問するが，実はひとりぼっちではない環境をつくっていくことも大切

だと考える。

連携を通してスキルアップしよう

　在宅では病棟のようにナースコールが鳴ることもなく，誰かに邪魔されることなくケアに集中できる。1時間くらいの訪問を，自らのアセスメントに基づき自由に展開できるという部分は魅力でもあるが，落とし穴も潜んでいる。例えば，複数の目が入らないことで，観察を忘れたり，自分では気づくことができない部分は見過ごされてしまう可能性がある。また，他者が行っている技を盗み見る機会が減ってしまい，自分のアップデートの機会が失われてしまう可能性もある。そのような状況に対して，地域の研修会参加などはもちろん，ほかのチームメンバーと情報交換しながら知識を得たり，同行訪問で新たなケア方法を知る機会をつくったりして対応していけるとよい。ほかのチームメンバーから得られた知識や技術は，必ず自らの経験知となり蓄積され，ほかの訪問場面でも役立つときがくる。ぜひ，連携が自分のスキルアップの場となるような機会も積極的につくり出していこう。

連携を通して地域包括ケアシステムを活性化させる

　地域で生活する患者にかかわるときは，在宅だけ，病院だけで，すべてのことが完結できるわけではなく，「ときどき病院，ほぼ在宅」の気持ちで，療養者のニーズに併せてサービスを「つなぐ」ことが大切になる。森田らは地域連携の構成要素は【地域のリソースが具体的にわかる】【地域の関係者の名前と顔・考え方・役割がわかる】【退院前カンファレンスなど病院と地域との連携が良い】【ほかの施設の関係者と気軽にやりとりができる】【地域の相談できるネットワークがある】【地域の多職種で会ったり話し合う機会がある】ことと述べている[2]。お互いの心理的安全性を保ちながら，職種，施設の垣根を越えてこのような連携が地域で実現することが，地域包括ケアシステム活性に向けた一番のポイントだと考える。

文献

1) エイミー・C・エドモンドソン・著（津野智子・訳）: 恐れのない組織；「心理的安全性」が学習・イノベーション・成長をもたらす．英治出版，東京，2021，pp14-15.
2) 森田達也，野末よし子，井村千鶴: 地域緩和ケアにおける「顔の見える関係」とは何か？ Palliative Care Research 7(1): 323-333, 2012.

（田代真理）

地域包括ケアシステムを支える病院の看護師として地域連携のハブをどう担うか

> はじめに

　地域包括ケアシステムが目指す「住み慣れた地域で，その人らしい生活を人生の最期まで続けられる」ためには，多職種連携によるチームの存在が不可欠であり，在宅チームと病院チームをつなぐネットワークが有効に機能することが重要になる。ここでは，すでに在宅チームで介護サービスを受けていた患者・家族に医療・看護のサービスを加え，あらたにチームを編成した事例を紹介する。
　そして組織の壁を越えて連携する際，「ハブ」となる病院看護師のあり方について考える。

 事例を理解する視点

- ☑ 独居で認知症のある高齢がん患者の「自宅で過ごしたい」との希望をどのように支えるか
- ☑ 決めごとに口を出したくないという家族をどのように支えるか
- ☑ 地域で高齢がん患者をサポートするチームメンバーをどのように支え合うか

 事例から学ぶトピック・ニーズ

多職種連携，認知症，独居

○ 医療職・介護職と連携したい

事例紹介

- 佐々木さん：90代，女性，独居，専業主婦
  趣味：人形づくり，希望：自宅で過ごしたい
- 疾患名：下顎歯肉がん（遠隔転移なし）
- 既往歴：認知症，高血圧，高脂血症

家族状況

佐々木さんは数年前に夫と死別し，以後独居となった。子どもはいない。30代より現在の家で生活をしてきた。5人きょうだいの長女で，両親が亡くなってからは長女としての役割を果たしていたが，現在は近隣に住む70代の実妹以外は他界している。実妹は，夫の介護をする傍らタクシーで佐々木さんの家に通って介護しており，金銭の管理も担っている。遠方にある実家に義妹と甥がいるが普段はほとんど交流がなく，実妹が電話しても出ないことがある。

経　過

下顎の腫脹を主訴に近医を初回受診し，精査目的でA病院に紹介となった。上記の診断で，内服の抗がん剤治療を受けていた。その後，声かけに対する反応がなく救急搬送されたが，診察中に医師や看護師に手を上げ検査を拒否する状態であり，帰宅となったエピソードがあった。4カ月後，食事量が減少し眠っている時間も長くなったとのことで再来し，緩和ケア外来への紹介となった。

社会資源

要介護3で，週に2回のデイサービスとヘルパーを利用し，1日3回の食事・内服時訪問を受けていた。医療・看護のサービスを追加して自宅での生活を継続できるように病院の緩和ケア外来の看護師がかかわっているが，本人の拒否のため訪問診療，訪問看護は受けていない。

生活状況

以前から「自宅で過ごしたい」と言っており，在宅療養をしている。難聴があり，実妹は普段，筆談でコミュニケーションをとっていた。了解したときにはうなずいて返答するが，物忘れがあり繰り返して伝える必要があった。ヘルパーが入り始めたときには拒否の言動があったが，徐々に落ち着き，現在はサポートを受けている。

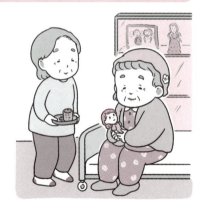

経過の見える化

初回受診
下顎歯肉部の腫脹が出現し、近医を受診する

1カ月後（診断）
A病院で下顎歯肉がんと診断される。抗がん剤治療を開始する

診断後3カ月
腫瘍の増大を認め、抗がん剤治療を中止する。緩和ケア外来を紹介され、本人・実妹・ケアマネジャーと面談する

診断後3カ月
訪問診療のクリニックへ紹介となったが、初回訪問時に佐々木さんの診療拒否があり、ヘルパーの介入のみで自宅療養を続ける

診断後5カ月
口腔内から出血を認めA病院を受診する。家族の希望でB病院へ入院する

佐々木さんの療養経過

家族（実妹）からの情報収集

　診断から3カ月後、担当医から緩和ケア外来へ紹介となり、佐々木さんに実妹とケアマネジャーが同行して受診した。佐々木さんは診察室に入るなり横になり、呼びかけには応じるがすぐに入眠してしまう状況であった。家族との面談中も疼痛の訴えはなく穏やかな表情で寝ている姿がみられた。実妹の希望で佐々木さんに病名は伝えていないとのことであった❷。入院については佐々木さんが強い拒否を示しているとのことで、実妹は以前に救急搬送されたときのエピソードを話した。

　この時点で佐々木さんは、経口摂取が可能な状態ではあったが食事量が減っており、処方されている薬も内服できないことがあった。処方は、カンデサルタン錠8mg 1錠（朝食後）、アリセプト®錠5mg 1錠（朝食後）、シンバスタチン錠5mg 1錠（朝食後）であり、ユーエフティ®配合カプセルT 100は中止となっていた。

　実妹は、佐々木さんが以前から「自宅で過ごしたい」と話しており、救急で来院した際に入院を拒否したこともあって、これまでサポートしてきたことを話した。一方で、これからも佐々木さんの介護や金銭の管理を継続することに対して不安があると話していた❷。緩和ケア外来の医師より、佐々木さんは遠隔臓器転移を認めていない状態であり、年単位の予後も推測できることが伝えられ、訪問診療や訪問看護のサポートを受けられることが情報提供された。実妹は、自宅で医療のサービスを受けられることは佐々木さんにとってよいことだと話す一方で、自分が決めてしまうことに対して義妹や甥がどのように言うかが心配であるとの気持ちも話された❶。実妹の希望により、緩和ケアの医師から実家の義妹に対して電話で病状説明を行い、訪問診療へ連携することについて承諾を得た。それを聞いて実妹も承諾し、訪問診療のクリニックへ紹介となり、看護師からも訪問にかかわるスタッフへ電話と書面で情報提供をした。

C病院への入院

　その後、訪問診療を担当した医師より、佐々木さんが診療を拒否され、実妹からは具合が悪くなったら入院を希望するとの話があり、訪問診療は入らないことになったと連絡があった❸。以後約1カ月は、自宅でヘルパーの介護を受けながら、それまでと同じように日常生活を送っていた。その後、口腔からの出血がみられるようになり、日中はほぼ入

眠している状態となったことからA病院を受診した。実妹から緩和ケア外来に相談があり入院を希望したことから、緩和ケアの医師よりB病院へ紹介入院となった❷。

ケアマネジャーは、「佐々木さんは気持ちの起伏が激しいところもあるが、何度か接していくうちにヘルパーにもなじんでいったので、何度か訪問してもらえれば変わったかもしれない。実の妹をもう少しサポートできれば、家で過ごせたかもしれない」と振り返りをしていた。また、ヘルパーが「何年も付き合ってきたので、最期まで家で過ごせるようにできずに残念だ」と言っているとの情報もあった❸。

実妹は、「家にいてもらいたかったが、姉を1人で家に置くのは心配だったので、入院させてもらえてほっとした」と話していた❷。

緩和ケア外来を担当する看護師がケアで困った場面

❶ 代理意思決定を誰が担うか

佐々木さんは認知症があり、代理意思決定者が必要な状況にあるが、介護者となっている家族（実妹）が自分では決定できないという思いがあり、意思決定支援に困った。

近隣に住み介護者となっている実妹は佐々木さんの近くにいて、もっとも佐々木さんを理解している存在であり、佐々木さんは以前から「自宅で過ごしたい」との希望があったと言っていた。また、入院を強く拒否する様子も目の当たりにし、これまで佐々木さんの自宅に通いながらサポートをしてきた。しかし、実家の考えを重んじており、「嫁に行った身なので決めごとには口を出したくない」との思いがあって、訪問診療のサポートを受けることについて、実家を守る義妹や甥の考えを気にして決められない状況であった。

❷ 介護者をどう支えるか

介護者が高齢で夫の介護もしており負担が大きいことから、家族の支援が重要であった。介護者である実妹は、佐々木さんの自宅に泊まって世話をすることもあったが、夫のことも心配で連泊はできない状態であった。また、実妹自身も高齢であり、どこまで介護できるかという不安を抱えながら、身近に佐々木さんのことを相談できる人がいない状況であった。

❸ 在宅チームと病院チームの連携をどう図るか

佐々木さんの介護を担当する在宅チームがあるところに、医療・看護を担当する病院チームが加わる形でチームをつくり直すことが難しかった。すでに介護保険のサービスを受けており、担当ケアマネジャーが外来にも同行してきている状態であったが、訪問看護は入っていなかった。そこに病院の外来看護師として、治療や病状についての情報と緩和ケア外来での面談からの情報を、訪問するスタッフと文書や電話で共有した。入院患者が在宅療養へ移行する場合は退院前カンファレンスを開催しているが、外来から在宅緩和ケア

へ移行する場合にはカンファレンスが行われていない。

困りごとから患者のニーズを知り，ケアを考える

1 訪問診療開始についての意思決定支援と 2 介護者のサポート

　佐々木さんは，抗がん剤治療は困難になったものの，苦痛症状はみられない状況であった。しかし，出血や疼痛，舌運動の障害などから食事摂取が困難になることなどが予測され，苦痛症状が出現した際にタイムリーに対応できる体制を整えることが重要であると考えられた。また，認知症があり入院で生活環境が変化することは，佐々木さんのQOLを低下させる可能性があった。実妹としても，佐々木さんは家で過ごすことがよいだろうという思いがありながら，自分がサポートを継続できるかという不安や，実家の意見を気にする気持ちがあることが面談でわかった。

　そこで，緩和ケア外来の医師から実家の義妹に電話し，病状説明と自宅でサポートが受けられる体制があるという情報提供を行い，訪問診療への連携について承諾を得た。実妹は，それを聞いて訪問診療と訪問看護を受けることを決定したが，訪問診療開始時に入院を希望したことからも，不安が軽減していなかったと思われる。外来の看護師は，今後起こり得る症状についての説明を行い，訪問診療や訪問看護のスタッフとも連携していくことや，いつでも相談を受けられることを伝えて，連絡先を教えた。

　佐々木さんの口腔内から出血がみられるようになった際，実妹が病院に相談ができ，入院先を紹介されたことで不安が軽減した。実妹は，佐々木さんの担当ケアマネジャーとコミュニケーションが図れていたため，継続して家族のケアを担当してもらえると考えたが，佐々木さんのケア目標や役割分担について共有できていなかった。ここには，組織の壁を越えた協働の課題がある。

3 在宅と病院のチームによるネットワークの「ハブ」としての役割を意識する

　佐々木さんはこれまで在宅チームがサポートしており，ケアマネジャーがチームをコーディネートしていた。今回，在宅チームと病院チームがネットワークを組み，医療や看護のサービスを追加することを病院の外来で調整した。しかし，実際には訪問診療が入らないことになり，そこからの指示書で介入予定の訪問看護も入らずに介護だけの期間が継続となった。病院の外来看護師としては，ケアマネジャーにお任せになってしまった。在宅チームと病院チーム，それぞれのチームのコーディネーターはいるが，チーム全体のコーディネーターが明確になっていなかった。佐々木さんが入院となったことについての家族の「入院させてもらえてほっとした」という思いは，あとになってケアマネジャーと共有できた。また，担当してきたケアマネジャーやヘルパーからは，「もう少し家族をサポートできれば」「残念だった」などの言葉が聞かれた。

　2つのチームをつなぐネットワークモデルには，「ハブ」の役割が必要となる。この役

IV

1 地域包括ケアシステムを支える病院の看護師として地域連携のハブをどう担うか

143

割を誰が担うかは，医療サービスの受け手の個別性によって，どのようなメンバーでチームが編成されるかにより異なってくると思われる。外来から在宅チームに連携を図る際には，チームをつなぐ「ハブ」としての役割を意識しながら在宅チームのコーディネーターとのコミュニケーションを図り，目標や情報を共有して，相互理解を基盤とした役割分担を明確にしていくことが課題である。

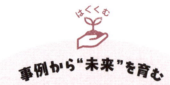

事例から"未来"を育む

✓ 患者の気持ちに目を向けて希望を支えられるように，在宅チームメンバーと共に話し合う

患者は認知症があり，現状を理解して認識し，自分の言葉で説明できる状態ではなかった。しかし，家族や家での生活を知るケアマネジャーが，患者が家で過ごすことを希望していることを共通認識していた。ケアマネジャーが診察に同行していたことで，患者の気持ちに目を向けながら療養場所についての話し合いができた。

✓ 家族の気持ちを反映したケアを提供する

実妹は，「決めごとには口を出したくない」という一方で，患者の「家で過ごしたい」との希望を察し複雑な思いを抱えていた。決定の責任が1人にかからないように配慮することが重要である。また，実妹のその後の気持ちの変化にも対応できたことにつながった。

✓ 在宅と病院チームによるネットワークの「ハブ」としての役割を意識する

在宅チームと病院チームのネットワークが有効に機能するために，病院の看護師はチームをつなぐ「ハブ」としての役割を意識しながら，在宅チームのコーディネーターと患者の目標や情報を共有し，役割分担について話し合うことが重要である。

（長澤昌子，萬徳孝子）

IV-1 地域包括ケアシステムを支える病院の看護師として地域連携のハブをどう担うか

column 成年後見制度をうまく活用しよう

　超高齢社会，核家族化によって，お金のことをはじめ生活の管理が困難となるケースが増えてきつつある。元キャリアウーマンのAさん（70代，独居，胃がん）は，終末期に入り認知症も進んできたとき「墓じまいをしないと死ねない」と訴えた。身寄りのないAさんの希望をかなえるため自宅で多職種カンファレンスを開催し，成年後見制度を提案し，Aさんは墓問題に決着をつけて，緩和ケア病棟で最期を迎えた。

　成年後見人などにしてもらえることには「福祉サービス・介護の手続きや契約の手伝い」「よくわからずにした契約の取り消し」「入院や施設への入所の手続きの手伝い」「保険料や税金の支払いやお金の出し入れの手伝い」「定期的な訪問や状況の確認」「書類の確認や施設などへの改善の申し入れ」などがある。申請後，利用開始までの期間は早くて1〜2カ月，長くて4カ月くらいのときもある。成年後見制度にはさまざまな課題もあるが，改善のための動きもみられている。患者の希望をかなえるために，多職種で協力しながら，さまざまな制度を活用していくことが，今後さらに必要になってくると考える。

文献

1) 厚生労働省：成年後見制度についてよくわかるパンフレット．2023.
　　https://guardianship.mhlw.go.jp/common/pdf/seinen_pamphlet.pdf
2) 厚生労働省：chrome-厚生労働省：成年後見制度の現状．2024.
　　https://www.mhlw.go.jp/content/001102138.pdf

（田代真理）

― 医療職・介護職と連携したい ―

患者の求める療養生活を医療圏の異なる他施設と医療連携で支える

はじめに

　海外と比較しても，日本の医療はいまだにフリーアクセスである。順番さえ待てば，紹介状さえあれば，希望する病院にたどり着くことができる。とくにがん医療では，地方から大都市圏に出て治療を進め，終末期になって土壇場で地元の医療機関につなげるケースも多い。また，そのような場面で連携に苦渋するケースがある。

　例えば薬剤について，がん専門病院では当たり前に使用されている薬剤であっても，限られたがん診療経験しかない地方の病院では一般的ではなく，使用できない・準備できない場合がある。薬剤について，連携先（受け入れ先）の病院関係者に十分な相談をしないまま，患者・家族への説明も不足した状態で移行したために，受け入れ先の関係者が混乱し，患者・家族に不安が生じることがある。なかには，「だから都市部の病院じゃないと困る」「やっぱり，地方（田舎）でのがん治療・療養には限界がある」と考える人もいる。しかし，地方・地域の臨床現場からすれば，この誤解は迷惑な話である。患者が，どこで・誰と・どのように療養したいのか。そのためには，現時点での療養スタイルをすべてもち込む必要があるのか，熟考する必要があるだろう。

　ここでは，都市部でがん治療を求める患者が地元で療養するための調整・課題について考える。

 事例を理解する視点

- ☑ なぜ異なる医療圏で治療を受けていたのか？
- ☑ 患者は誰に，どこで，どのようにして看てもらいたいのか？
- ☑ 他地域の資源をどのようにして探し，どのようにつなぐか？

 事例から学ぶトピック・ニーズ

異なる医療圏，医療連携，治療拒否

事例紹介

- 山口さん：65歳，女性
- 疾患名：婦人科がん

　山口さんは数年前より不正出血があったものの家族に黙って生活していた。2年前に知人宅で倒れ，知人に説得されA病院を受診したところ，がんと診断を受けた。治療について何度も説明されたが，すべて拒否し，対症療法のみで経過をみていた。3カ月前より排泄障害や外陰部周辺に激しい痛みがあり，症状緩和目的でA病院に緊急入院となった。

身体症状

　数年前より不正出血，排泄障害（尿閉，腟からの排便），激痛（外陰部周辺）の症状があった。

医療機関

　A病院：山口さんの住む医療圏とは異なる医療圏にある総合病院。山口さん宅から50km以上の距離がある。
　B訪問看護ステーション：A病院に近い訪問看護ステーション。山口さん宅まで車で60分以上かかる。
　C居宅介護支援事業所：山口さんの自宅から10kmぐらいのところにある。訪問看護ステーションも併設している。
　Dクリニック：山口さんが10年以上前に通院したことがある診療所で，自宅から5kmくらいの距離にある。

介入に至る経過

　A病院にて，痛みについてはオピオイドの内服を開始し，排泄経路を変更するなどの症状マネジメントができ，山口さんの退院調整を具体的に検討する状況になったため，退院調整看護師からB訪問看護ステーションの看護師に，山口さんの退院調整について連絡があった。山口さんの予後は月〜週単位への変化が予測される状況であり，看取りの場についてはまだ決定されていなかった。山口さんからは「退院したいけど，自宅に人が入るのは嫌。地元の人なら，なおのこと嫌」との発言があった。しかし，A病院としては，医療機関との連携や，山口さんの急激な状態変化が予測される状況から，自宅での医療者の観察は必須であると判断し，A病院に近いB訪問看護ステーションに依頼をしていた。

　B訪問看護ステーションは，今後の状況変化や緊急時対応からも対応に限界があることは介入前より明らかであったため，山口さんの地域をカバーするC居宅介護支援事業所（併設で訪問看護ステーションあり）に連携を図った。山口さんは介護保険などの利用をすべて拒否していたが，今後のためにとC居宅介護支援事業所からのケアマネジャーだけは介入の許可を得ることができ，退院時カンファレンスを開催し，1週間後に退院となった。

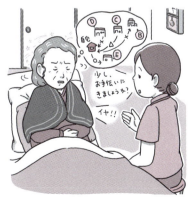

― 医療職・介護職と連携したい ―

 経過の見える化

診断時
婦人科がんと診断。治療を拒否しており，断続的に対症療法を行う。ほぼ，自宅で自立して生活していた

診断2年後（入院）
尿閉，腟排便，外陰部の痛みあり，Ａ病院を受診，入院となった

3カ月後（退院）
退院調整開始，1週間後に退院へ。本人の強い希望にて退院後1週間後に訪問看護を開始する。以後，本人の希望にて2週間に1回程度の訪問看護となる

退院2カ月後
定期訪問時，自宅で動けない状況となっていた。1週間前に排便困難となり，山口さんの判断で，10年以上前に受診したことのあった近医（Ｄクリニック）を受診し，浣腸などをしてもらっていた。

山口さんの療養経過

　退院直後より，訪問看護・ケアマネジャーが訪問を予定していたが，「自分の生活リズムを大切にしたいから来ないでほしい。用があるときは連絡するから」と言われた。山口さんの状態からは週1〜2回の訪問看護が必要だと考えたが，本人の強い希望があり，一応は退院1週間後に訪問し，以後は2週間に1回の訪問とした。ケアマネジャーは介入当初，福祉用具導入やアセスメントなどのために頻回の訪問が必要であった。しかし，何度も訪問するという行動が，山口さんからは「自分の価値観を理解していない」と受け取られ，しばらく介入を断られることとなってしまった。

　退院から2カ月が経過した定期訪問時に，激しい腰痛があり動けない状態になっていた。詳しく聞くと，1週間前から排便がなく，10年以上前に受診歴のあるＤクリニックに駆け込み，浣腸をしてもらい症状が改善したとのことであった。現状のオピオイドでも減痛が図れず，痛みのため日常生活が困難な状況から，Ａ病院への緊急受診・入院などが必要な状況であるとＢ訪問看護ステーションの看護師は判断した。しかし，山口さんは痛む腰をさすりながら，「Ａ病院には行きたくない」と泣き出しそうな顔をしていた 。

訪問看護師がケアで困った場面

❶ 退院調整の時点で，医療圏の異なるＡ病院への通院やＢ訪問看護ステーションからの看護には限界がある

　Ａ病院もＢ訪問看護ステーションも，緊急対応には到着に1時間以上もかかる。山口さんの状態から，突然の出血やがん性疼痛の悪化が十分に予測できていただけに，医療者側は不安がある。

2 そもそも，山口さんは今後の状況をどのようにとらえ，どのように過ごしたいと思っているのかわからない

　A病院受診に至る経過からも，山口さんが積極的な医療を求めていないことがうかがえた。退院前カンファレンスで，A病院が緊急時対応や通院，今後の入院について話をしても，山口さんは返事をしなかった。一方で，山口さんは地元の医療機関や訪問看護などへの紹介は拒否し，A病院との連携のためにB訪問看護ステーションが入ることだけを同意した。山口さんの家族も同席していたが，「本人が決めることなので…。でも，自分たちでは看ることはできないと思うので，いずれ入院かと思います…」とのことであった。

3 もし，山口さんがA病院に通院しない，または通院できない状況に陥ったときの対応を考える必要がある

　山口さんが通院できない場合に，家族が代理で受診することでどこまで対応できるのか，緊急入院の場合に救急車は医療圏の異なるA病院へ搬送可能なのかなどの課題があった。

困りごとから患者のニーズを知り，ケアを考える

1 山口さんの居住地の医療圏での在宅療養についての情報を集める

　山口さんの居住地域で緩和ケア・看取りに特化した医療機関・事業所について，二次医療圏のがん診療病院の地域連携室の看護師や医療ソーシャルワーカー（MSW），訪問看護ステーション協議会（連絡会），居宅介護支援専門員協議会などに問い合わせて，情報収集をした。
　結果，山口さん宅から10kmエリアで訪問看護ステーションを併設するC居宅介護支援事業所（以下，C事業所）を見つけ，A病院の地域連携室を経由して依頼を図った。また，C事業所から山口さんの居住エリア内で，オピオイド処方が可能で往診可能な医療機関を探してもらった。しかし，該当する医療機関は見つかったものの，山口さんの了解が得られなかった。のちに，山口さんが希望するDクリニックへC事業所のスタッフと面談に出向き，調整した。

2 山口さんと関係性をつくりながら，どうしたいのか確認し，実行に移す

　まず，退院後に山口さんがどのように過ごしたいのかを確認し，実際の生活状況についても確認を行った。山口さんの家族はいるが，それぞれが別々の生活リズムのため，終日独居に近い状態であった。24時間自由気ままな生活で10年以上経過していたためか，山口さんは他者に時間や場を調整されることを嫌がる性格であった。そのため，まずは，山口さんにとって精神的な負担にならない範疇での訪問日・時間を一緒に決定し，定期訪問の機会に山口さんの生活歴，家族背景などを情報収集することで，じっくりと価値観を理

解する時間をもった。

　山口さんは，以前から身体の異常は感じていたが，受診していなかった。山口さんは，「きっと重篤な病気だと思っていた。でも怖くて行けなかった。昔，子どもを亡くしたときに，医療者から聞きたくもない話を嫌というほど聞かされた。医療不信もあった。自分が納得できる医療が受けられると思えなかった。だから，がまんできるだけがまんした」と語った。自宅から10kmくらいのところにもＡ病院と同規模の病院はあるが，「近所の人に知られたくない。そもそも病院には行きたくない。Ａ病院は知人が紹介してくれたから来た」とのことであった。

　定期訪問時に動けなくなっていた場面では，看護師は緊急受診・入院などを必要とする状況であることを本人に伝えたが，山口さんは「入院したくない。最期まで自宅で過ごしたい」「この間対応してくれたＤクリニックの先生になら診てもらいたい」「一任するから，安心して自宅で過ごせるように整えてほしい」と泣きながら話した。

　早速，山口さんの家族に連絡し本人の希望を伝え，調整することの承諾を得た。まず，Ａ病院の担当医師に連絡し，症状を伝えた。すると，骨転移の悪化の可能性もあるため，今後の症状マネジメントの判断のためにも一度受診し，CTなどの検査を求められた。すでに安静時に激しい痛みがあったため，通院時の揺れに耐えることができるようにオピオイドを増量し，寝台車を手配して，緊急受診した。結果，病状は進行しているものの，新たな骨転移はなく，今回の痛みは胸椎圧迫骨折であることがわかった。

　次にＣ事業所に連絡し，ケアマネジャーに訪問看護と訪問介護の手配を依頼し，Ａ病院のMSW・外来担当看護師・担当医と連絡をとり，Ｄクリニックへの紹介状を依頼した。Ｄクリニックにも，これまでの山口さんの状況を伝えるためにＣ事業所と一緒に面談に行った。

3　Ａ病院との連携を図る，Ａ病院とＤクリニックとの連携を図る

　定期訪問のたびに，Ａ病院への電話・ファクシミリ・メールなどの方法で，山口さんの状態を報告した。緊急受診が決まった際には，事前に状況を伝え，移動時の対応，オピオイド量の変更，場合によっては短期間での入院加療の必要性と内容について，山口さんへの事前説明と同意などを行った。その後，山口さんがＤクリニックへの移行を希望した際には紹介状を依頼し，すぐに麻薬処方ができないＤクリニックとＡ病院の間で処方や調剤薬局などの調整・連携を図った。

　さらに，Ｄクリニックにアポイントをとり，Ｃ事業所（ケアマネジャー，訪問看護師）と一緒に面談し，これまでの経過，本人の思いを伝えた。Ｄクリニックの医師は「この間，久しぶりに来院され，あまりの身体状況にびっくりしてしまった。あの日は，本人の希望に応じて便処置をしたが…こんなことになっていたなんて，知らなかった。当院は婦人科でもなく，本来往診もしておらず，麻薬も出せない。でも，山口さんがそこまで切願され，Ａ病院が理解してくださり，支援してくれて，皆さんが実働してくれるなら…頑張ってみます」と取り組む姿勢を示した。

事例から"未来"を育む

- **近隣の医療機関・訪問看護ステーションと連携を図る場面をつくる**
  患者と話し合い、緊急時に円滑に対応できる体制をつくる。そのためにも患者の近隣の医療機関、訪問看護ステーションなどの社会資源を知り、つながる。

- **患者のこれまでの生活歴や地域とのつながり、健康・医療に対する認識を知り、大切に取り扱う**
  患者がこれまで病気のときにどのような社会資源を活用し、どのように対処してきたのか、地域の医療機関に対する思いなどを確認し、その思いを尊重したかかわりをする。

- **見慣れない病態や患者の支援に困る医療機関へチームで支援を図る**
  それぞれの組織や施設の得手・不得手を理解し、それぞれが得意な部分を生かして協働することでチームで支援できる体制をつくる。

（濵本千春）

― 医療職・介護職と連携したい ―

3 高齢進行がん患者の経過に寄り添い，継続看護と地域連携で希望を支える

> **はじめに**
>
> わが国では，2023（令和5）年に65歳以上の高齢者人口が全人口の29.1％と過去最高となっており，今後人口が減少に転じても高齢化率は上昇を続けるといわれている[1]。また，2025年には65歳以上の認知症患者が約700万人になる見通しである[2]。さらに65歳以上の1人暮らし高齢者の増加は男女共に顕著であり，「高齢・認知症・独居・進行がん」の患者の生活を支えるという視点でのかかわりが不可欠である。そのため，看護師は先を見越し，在宅療養に必要と考えられる社会資源を提案するようになってきたが，社会資源の利用を必要と考える時期が患者・家族の希望と一致するとは限らない。この場合，患者が自宅でつらい思いをするのではないかと看護師として苦慮することがある。
>
> ここでは，認知機能が低下している進行がん患者に対して，医療者の価値観ではなく本人の価値・希望を支えるためのかかわりという視点での療養支援を考える。

 事例を理解する視点

- ☑ 認知機能が変化する患者の状況をキャッチし，意思決定能力を評価する
- ☑ 社会資源活用について，医療者が必要と考える時期と患者・家族が希望する時期には違いがあることを理解する
- ☑ 患者・家族の力を引き出すための療養支援

 事例から学ぶトピック・ニーズ

独居，高齢がん患者，認知症

事例紹介

- 井上さん：70代，女性，独居，元事務職
  趣味：手芸（平日は毎日手芸教室での講師）
  希望：自宅で過ごしたい，手芸教室の講師を続けたい
- 疾患名：直腸がん（Stage ⅢA），既往歴：なし，介護認定：要支援1

井上さんは半年前，主治医の勧めで病院の医療ソーシャルワーカー（MSW）から介護保険制度について説明を受けた。その後申請を行ったが，「私は元気だから必要ない」とサービス利用を希望しなかった。

家族状況

両親が他界してから約20年間独居である。結婚歴はない。弟夫婦は車で30分程度の隣町に住んでおり，定期的に連絡をとっている。術後，弟夫婦から同居について提案されたが，本人は「1人のほうが気が楽，いまさら誰かと一緒には住みたくない」と同居を受け入れず，独居を続けていた。

経　過

直腸がんの診断を受けてMiles手術を施行，人工肛門を造設した。術後ティーエスワン®を服用していたが，病状が進行したため中止となった。化学療法の中止後は1カ月に1回外来に定期通院しており，予約時間どおり受診できていた。3年後には認知機能の低下が進み，鎮痛薬を飲み忘れるようになり，疼痛の増強のため入院した。

経済状況

年金収入のみで，高額療養費自己負担限度額は住民税非課税世帯（Ⅱ）である。

意思疎通

外来受診時の意思疎通は良好，質問にはっきりと受け答えする。3年前，手術目的で入院した際は物忘れやつじつまの合わない様子はなく，服薬の自己管理もできていた。しかし3年後は，再発を伝えられても忘れてしまい，井上さんが生活のなかで大切にしていることを続けるためには在宅療養が望ましいと考えられたが，入院前と同じ状況での生活を続けることは再入院のリスクが高いと予測された。

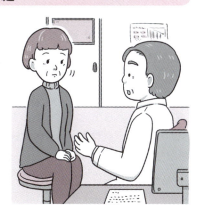

― 医療職・介護職と連携したい ―

経過の見える化

診断時
直腸がんで手術。人工肛門造設

診断後1年
ティーエスワン®を服用していたが病状が進行したため中止となる

診断後3年
井上さんは，外来での再発の説明に驚く。同席していた弟夫婦は，以前にも説明がなされていることを井上さんが忘れていることに衝撃を受ける。MSWからの介護サービス利用の勧めを希望せず

診断後3年6カ月
鎮痛薬の飲み忘れにより疼痛が増強し入院となる。入院後，軽度認知症と診断される

井上さんの療養経過

　診断後3年，外来で再発について井上さんと弟夫婦に主治医から説明があった。「がんが再発しています」という主治医の説明に対して，井上さんは「えっ，がんが再発しているんですか？」と受診のたびに驚いた表情で返答し，説明の場に同席していた弟夫婦も井上さんの様子をみて「前にも同じことを説明されているのに」と衝撃を受けていた❶。

　弟夫婦が同居を勧めても，井上さんは独居生活を希望しており，今後病状が進行し身体機能が低下していくなかで，これまでと同様の独居生活の継続は困難になることが予測された。井上さんには，がんの再発を忘れてしまうという短期記憶障害が生じていたが，ADLは自立していた。看護師が訪問看護の利用を提案しても，「手芸教室があるから忙しい」と了承しなかった。弟夫婦は「これから何年もあるわけじゃないから，本人の好きなようにさせたい」と話した❷。外来受診の際に看護師は井上さんと弟夫婦と面談し，自宅での困りごとがないか確認した。

　診断後3年6カ月，井上さんは骨盤内再発による下腹部痛，両下肢痛が増強し緊急入院した。入院前の状況を弟夫婦に尋ねると，井上さんは鎮痛薬の定時服用を忘れてしまうため，疼痛が増強したと確認できた。外来での状況は病棟看護師と共有した。また，入院時の持参薬から，処方されたオピオイドの半分も服用していないことがわかった❶。井上さんは，「私は直腸がんで人工肛門をつくったんです。抗がん剤も飲んで治ったんです。どうして痛いのかしら？　よくなったらすぐ家に帰ります」と鎮痛薬の服用忘れについて語ることはなかった。入院後，長谷川式簡易知能評価スケール（HDS-R）は17/30点，軽度の認知症と診断された。

　井上さんは自宅退院し手芸教室の講師の仕事を続けることを希望していたが，病院看護師は鎮痛薬の自己管理ができない状況では，独居生活が難しいのではないかと考えていた❷。

　入院後は疼痛緩和が図られ，今後の療養先・療養方法について相談することとなった。井上さんは自宅退院，弟夫婦は本人の意向に添うことを希望しており，これまでの経過を再度説明し，社会資源を利用しながらの自宅退院を目標とした❸。

病院の地域連携部門の看護師がケアで困った場面

1 認知機能が変化する患者の状況をキャッチし，意思決定能力を評価する

　再発後の説明のたびに衝撃を受ける井上さんの姿から，認知症の問題が潜んでいるのではないかと考えられた。長い療養経過のなかで認知機能の低下が進行していく場合，患者はそれまで繰り返してきた外来通院という行動をとることはできる場合が多い。また，急性期病院の外来では十分に診療時間をかけられないことが多いため，認知機能の変化を見逃されることもある。

　本事例では，井上さんの変化に気づいた時点で問題が生じる前にアセスメントし，入院を防ぐ必要があった。今回は，医療者が井上さんの認知機能の変化に気づいていたが，服薬の自己管理というIADL評価が不十分であり，入院を招く結果となった。

2 社会資源の活用について，医療者が必要と考える時期と患者・家族が希望する時期との違いを理解する

　病状が進行し状態変化が予測される場合，看護師は「患者さんが安心して自宅での生活を送ることができるように」と訪問看護・介護などの社会資源活用について提案する。しかし，井上さんは服薬の自己管理ができておらず，疼痛マネジメントのため入院することとなった。そのため，退院後同じ状況での独居生活では，再入院のリスクが高いと考えられた。しかし井上さんは，再発し病状が進行しているという医師からの説明を忘れてしまい，社会資源の活用についての提案に対し，「自分には必要ない」と返答した。認知機能が低下し，自分の病状を忘れてしまう患者に対して，医療者が社会資源を必要と考えても，患者・家族が希望しない場合がある。井上さんに繰り返し説明し，外来通院中から社会資源を活用することは，井上さんの不安や混乱を招く結果になる可能性があると考えられた。

3 本人・家族の力を損なわず引き出すために，どのように社会資源を活用するか

　「高齢・独居・認知症・進行がん」である井上さんの療養場所について，看護師には在宅療養が難しいのではないかという意見の人もいた。井上さんは入院後も「自宅で過ごし，手芸教室の講師を続けたい」と望んでいた。社会資源の活用を受け入れていなかった井上さんに対して，どのような支援があれば希望をかなえられるのか，家族や在宅スタッフを交えて検討した。病状を忘れてしまう井上さんには，わかりやすい言葉で状況を書面に記載した。井上さんと弟夫婦ができることと訪問看護・介護など地域でできること，病院で対応できることを整理した。地域包括支援センターの担当ケアマネジャーには介護認定区分変更と定期訪問を依頼し，服薬回数は3回/日から2回/日に減らし，朝は訪問看護師もしくはヘルパーが訪問し，夜は弟夫婦が電話連絡，利用料金が加算される土日は朝夕に

3 高齢進行がん患者の経過に寄り添い，継続看護と地域連携で希望を支える

弟夫婦が電話連絡という計画を立てた。井上さんは定期通院を自分に必要なこととしてとらえており，訪問診療や往診は依頼せず緊急時は病院で対応することとした。

困りごとから患者のニーズを知り，ケアを考える

1 点ではなく線で患者・家族をアセスメントする

　病院の看護師として患者と出会う際，その場面を点でとらえてしまうことがある。しかし本事例では，病院の看護師は，井上さんがこれまでの人生においてどのようなことを大切にしてきたかを把握し，外来通院から入院，在宅療養を通して井上さんが大切にしてきたことを尊重した。また，井上さんが大切にしてきたことを，外来や病棟，在宅スタッフと情報共有したことで，希望を点ではなく線で支えるかかわりができたと考える。

　井上さんは意思決定能力の構成要素である，「理解」「合理的・論理的思考」「認識」は低下していたが，自分がこうしたいという「選択の表明」は維持されていた。病状が進行し認知機能が変化しても，井上さんの意思決定能力を丁寧にアセスメントし対応したことが自己決定支援において重要であった。

2 患者・家族が希望した"そのとき"に対応する

　本事例では，井上さんの病状進行に伴い，認知機能の低下がみられた外来通院の時期か

---

column　訪問看護の入り方　エトセトラ

　訪問看護はどのような格好で，どのような挨拶をしながら，患者宅に入っていくか。訪問看護を始めたばかりのころ，上司に「どのような格好で行けばいいですか」と尋ね，「マニュアルはない」と言われたことを思い出す。訪問にあたっては，思いもよらない要望が患者や家族から飛び出すことがある。焼きもちを焼く妻から「若い看護師はやめてほしい」「白いシャツや半袖はやめてほしい」「主人となれなれしく話さないでほしい」とクレームが入ったり，数羽の鳥を放し飼いにしている患者宅に糞対策としてスリッパやシートを持参したり，犬を飼っている患者宅でケア中に吠えられ噛みつかれたり，近所に知られたくないからと「ユニフォームを着ないで静かに入ってきて」と言われ，離れた場所に自転車を停め裏口からこっそり入ったり，患者が医療者を警戒するからと「役所から様子を見に来ました」と毎回挨拶したり，在宅医にしか玄関のカギを開けてくれないため，他職種が鉢合わせするように訪問時間を調整したりと，訪問にあたってはさまざまな配慮・工夫が必要である。訪問看護は自宅に入らせてもらわなければ仕事にならない。大事なことは，型どおりではなく，患者・家族が受け入れてくれる入り方をいかに工夫できるかだと思う。

（田代真理）

ら社会資源の活用が提案されていた。しかし，本人が納得していない段階で自宅に訪問看護師やヘルパーが訪問することは，井上さんの不安や混乱を招く可能性があった。井上さんが入院後，自宅退院には服薬管理に社会資源が必要であると納得する"そのとき"まで，病院看護師は焦らずに待ち，本人・家族の気持ちのうえでの受け入れ準備ができたタイミングで社会資源を調整した。その結果，井上さんの希望に添った在宅療養への支援を図ることができた。

3 本人・家族の力と社会資源とで100%の力にする

　井上さんは，服薬自己管理ができれば数カ月は入院前と同様の生活を送ることができる状況であった。そこで，服薬管理のために井上さんと弟夫婦ができることを検討し，できることを中心にケアプランを調整した。必要な支援のすべてを補うのではなく，井上さんと弟夫婦ができることを考慮し社会資源の活用に至ったことで，井上さんと弟夫婦のもつ力が引き出された。本事例では，井上さんと弟夫婦，在宅，病院とでそれぞれが役割を果たし，100%の力につながった。

事例から"未来"を育む

- **病棟・在宅の継続的な情報共有により，認知機能の変化をつかみながら対応する**
  3年の療養経過のなかで認知機能に変化がみられても，患者の希望を大切にし，自己決定できるよう，外来から病棟，在宅での情報共有が重要である。

- **社会資源を患者・家族の希望に合わせてタイミングよく調整する**
  社会資源の活用時期について，医療者が必要と考えるタイミングと患者・家族が必要と考えるタイミングが同じではなかった経過を見守り，困りごとがないか確認しながら"今"というタイミングを逃さないかかわりが必要である。

- **患者・家族の力と社会資源の活用によって，ベストではなくベターを見つける**
  がんが進行し認知機能が低下しても，患者・家族にはできることがある。生活のなかでできることを一緒に考えていくことは看護師の役割として重要である。患者・家族ができること＋社会資源の活用で，ベストではなくベターを見つけることが大切である。

文献
1）内閣府：高齢化の状況．令和6年版高齢社会白書（概要版），2023．
2）内閣府：高齢者の健康・福祉．平成29年版高齢社会白書（概要版），2017．

（伊藤奈央，長澤昌子）

○医療職・介護職と連携したい○

緩和ケアに不慣れで不安の強い
かかりつけ医を地域の医療職で支え合う

> **はじめに**

　地域で生活していると，長年診てもらっている「町のお医者さん」がいることが多い。いわゆる「かかりつけ医」である。家族が揃って同じ医師に診てもらっていて，医師との信頼関係もできている。

　そんなある日，がんの診断を受けて大学病院で治療を受けたが奏効せず，緩和ケアを自宅で受けながら過ごすこととなったときに，今まで診てもらっていた医師に診てほしいと患者が希望した場合，その「かかりつけ医」が緩和ケアに不慣れだったらどうするか。

　緩和ケアを得意とした在宅医も増えてきているが，緩和ケアに慣れている医師に新たに頼むという方法もある。ただ，今まで診てもらっていた慣れた医師に最期まで診てもらいたいと願う患者も多い。

　ここでは，緩和ケアに不慣れではあるが，地域に根差してきた診療所（とその医師）に，最期まで診てもらえるようサポートするためのポイントについて考える。

 事例を理解する視点

- ☑ 医師をサポートする
- ☑ 患者の症状アセスメントを適切に行う
- ☑ 地域の専門家との関係づくり

 事例から学ぶトピック・ニーズ

かかりつけ医，在宅緩和ケア，協働

事例紹介

- 木村さん：80代，女性，独居
- 疾患名：大腸がん

家族状況

夫を20年前に病院で看取ってから1人暮らしをしている。子どもたちは皆独立して近所に住んでいる。子どもたちは木村さんの1人暮らしを心配して同居も勧めていたが，木村さんが「うっとうしい」と拒否していた。

生活状況

自立した生活を送っていた。木村さんは自宅で1人暮らしを続けることを希望し，訪問看護の必要性をまったく感じていなかった。

身体状況

あるとき木村さんは腹痛を訴え，A医師を受診したところ，大腸がんの疑いがあり，大学病院を受診するよう紹介された。手術が施行されたが，根治困難で緩和ケアを中心に残りの時間を過ごしてもらうことで退院となった。このときの予後予測は3カ月であった。家族の希望で，本人には病名は告知されておらず，退院時の体調は安定していた。

社会資源

木村さんは長年この地で過ごし，A医師の親の代からかかりつけ医として近くのこの病院で診てもらっていた。大腸がんの手術を終えて退院後は，再びA医師に診てもらうこととなり，A医師から訪問看護の依頼があった。家族は，木村さんが1人暮らしを続けることをしぶしぶ承諾し，その代わりに訪問看護の導入を木村さんが受け入れた経緯があった。A医師は親の代から長年地域医療に携わり，多くの患者を自宅で看取ってくれているが，症状緩和に関しては不慣れであった。

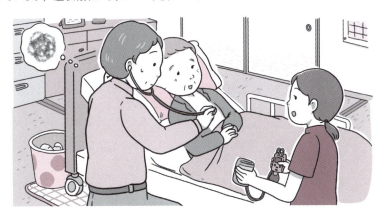

4 緩和ケアに不慣れで不安の強いかかりつけ医を地域の医療職で支え合う

― 医療職・介護職と連携したい ―

経過の見える化

数十年かかりつけ	腹痛で大学病院受診	手術後，大学病院退院	約1年	永眠3日前
近所の診療所A医師	大腸がんの疑いのため大学病院紹介	A医師在宅医療，訪問看護開始	症状マネジメントしながら在宅療養	緩和ケア病棟入院

木村さんの療養経過

退院後より訪問看護が始まったが，木村さんは体調が安定しており，頻繁な訪問看護を必要と感じていなかった。実際，自覚症状はなく，生活も自立できていた。

退院して訪問看護を利用することをしぶしぶ受け入れたものの，訪問する看護師は一とおりバイタルサインをチェックするのみで，木村さんにとっては看護師が訪問するのも「うっとうしい」かぎりであった。それでも病院からの診療情報により，いずれは「さまざまな症状が出現してくること」「症状緩和が必要になってくること」が予測されており，木村さんの生活にとって邪魔にならない程度で継続的に訪問看護を続けた。A医師は，本人が動けるうちは診療所に通院してもらい（本人の希望），「通院が大変になったら往診するよ」とかかわっていた。

退院時の予後予測に反して，3カ月は安定して生活が続けられたが，3カ月を過ぎたころから便通不良が生じてきて，初めて木村さんから看護師へのSOSが入った。そのころより体調の変化も出始め，訪問看護を積極的に受け入れてくれるようになった。

一方で，症状緩和のための薬物療法も必要となり始め，A医師に同じ地域にある緩和ケア外来との連携を提案し，木村さんに受診してもらうこととなった。緩和ケア医から薬が処方されたが，このころはまだ苦痛症状も断続的であり，もともと薬に対して拒否的だった木村さんは，苦痛が落ち着くと勝手に薬をやめてしまうことがたびたびであった。

訪問看護師は木村さんの症状のアセスメントを行いつつ，A医師に報告を行った。A医師には緩和ケア医との連携をとってもらい，木村さんには薬の説明を続けた。薬を使って楽になることが納得できた木村さんは，服薬を続けてくれるようになった。

木村さんは徐々に1人で動けなくなっていったが，ベッド上で指示を出し，家族とヘルパーが交代しながら介護を続け，幸い苦痛症状が悪化することなく自宅で終末期を迎えた。

訪問看護師がケアで困った場面

1 医師が緩和ケアに不慣れ

A医師は親の代から地域に根ざした「町のお医者さん」であり，自宅での看取りも多く対応してくれていたが，症状緩和に関しては不慣れであった。また，看護師もA医師とは

関係が浅く，Ａ医師に症状緩和のためにどのように伝えていけばよいか困惑していた。

2 本人が看護を必要としていない

　家族，医師，看護師は病状が進行していくことを意識しており訪問看護は必須と考えていたが，木村さんは病名を知らされておらず，自覚症状もないため，他者が頻繁に家にくることを「うっとうしく」感じていた。

困りごとから患者のニーズを知り，ケアを考える

1 医師が緩和ケアに不慣れ

　Ａ医師と関係を築くため，こまめに木村さんの状態を伝え，気になることを相談していった。Ａ医師と直接話をしていくなかで，症状が出てきたときにどう対処してよいか，Ａ医師は不安に感じていることがわかった。
　一方で木村さんとの会話から，木村さんは病院生活が嫌で，自宅で過ごしたい気持ちがあり，自宅で過ごすことを支えるためにはＡ医師の力が必要であることをＡ医師に伝えた。そして，木村さんは自宅で過ごすことを希望しているが，同じ地域には緩和ケア病棟があり，もし症状が急激に進行して在宅のみでの対応が難しくなった場合でも，緩和ケア病棟に登録しておいてもらうことで，スムーズに対応できるのではないかと伝えた。また，緩和ケア医とＡ医師が関係を築いてくれることで，Ａ医師も緩和ケアについて相談できる場がつくれるとも考えた。
　訪問看護師は，木村さんとは別のケースを通して，緩和ケア病棟の医師や看護師長と関係をつくっていた。緩和ケア医や看護師長とも顔がみえる関係を築いていたからこそ，Ａ医師にも安心して紹介することができた。そして，木村さんが自宅で過ごしていきたい間は自宅で症状緩和を図りながら，自宅で過ごすことが困難になった場合にはスムーズに緩和ケア病棟に入院できる体制をつくることを考えた。

2 本人との関係づくり

　こまめに訪問して様子をみていきたかったが，人の出入りを億劫に感じる木村さんから拒否されないように，付かず離れずで，２週間ごとの訪問とした（本人とは定時訪問の取り決めはせず，家族と相談して決定した）。木村さんには「近くに来たから顔を出しました」「何か困りごとはありませんか」と御用聞きのようなかかわりをしつつ，家族との連絡を密にした。顔を出し続けるうちに，少しは安心感につながったようであった。木村さんの夫の看取りが，病院で人工呼吸器を使った状態だったこと，自分は延命処置を希望しないことなど，木村さんの口から看取りについてポツリポツリと話を聞けるようになった。そして，帰りには必ず，困ることがあったら連絡するようにと伝えて退室するようにした。

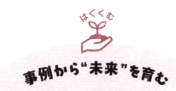

事例から"未来"を育む

- **医師をサポートする**
  医師との信頼関係を築く。患者が信頼する医師を支える。

- **患者の症状アセスメントを適切に行う**
  看護師も患者の病状を適切にアセスメントする力をつけ，医師や患者とのコミュニケーションを図る。

- **地域の専門家との関係づくり**
  専門性のある医師や看護師を見つけ，関係を築く努力をする。看護師が専門家と地域の医師の橋渡しをする役割を担う。

(倉持雅代)

---

column 保険制度の枠を超えて患者のニーズに応える

皆さんは保険適応外の在宅看護サービスをご存じだろうか。最近では多様なライフスタイルや価値観に柔軟に応えていくため，医療保険や介護保険による訪問看護の範囲内では十分担えない部分への看護サービスにも注目が集まっている。

在宅療養は家族も含めた生活のうえに成り立っている。家族の仕事やレスパイトのため，冠婚葬祭や家族旅行，美術鑑賞など患者の趣味のため，または受診や病状不安定時など，状況に応じて時間や場所に縛られずに看護サービスを利用したいというニーズは存在する。そのような思いに，さまざまな地域で看護師が応えようと活動している。インターネットで「自費での訪問看護」などと検索するとヒットする。

例えば，自分の思いを医師に思うように伝えられず，もどかしい気持ちで医療者の提案を受け入れている患者などに対して，メッセンジャーナース®は患者がみずからの選択・納得ができるよう医療者との架け橋の役割を担ってくれる。要望があれば診察に付き添ったり，疑問や不安な点を代理で医師に質問したり，代理で関係機関と折衝し，つながりのある体制を編み出し，患者が安全に不安のない療養生活が継続できるための解決策を見出せるように支援してくれる。看護のフィールドは無限だとあらためて思う。

(田代真理)

5 家で死にたい独居男性と，入院を勧める主治医の橋渡し

はじめに

　医療者は「病気を治すための教育」を主に受けている。緩和医療の普及とともに，よりよい終末期を考える医療者は多くなってはいるが，「死を迎えさせるために医師や看護師になったのではない」と考える医療者が多いのも現状である。その一方で，自身の病気や現状を受け入れ，最期の旅立ちの場まで深く考え，決定している利用者も多い。訪問看護師は「利用者の意思決定を支える」という役割をもっている。コミュニケーションを図り，利用者がどのような生活を送りたいのか，どのような生き方をしたいのか，そして最期をどこで過ごし，どこから旅立ちたいのかを表現できるような援助が必要である。

　ここでは，このような援助により，自分の病気や運命を受け入れ，「最期はここから旅立ちたい」と決心し，病院受診をかたくなに拒否した独居男性の事例を題材に，主治医から「治療が必要だからどうしても受診させて」と言われ，支援者も悩んだかかわりを考える。

 事例を理解する視点

- ☑ 病院に行くことは治療や入院のためだけではなく，関係機関との調整を図る目的もあることを理解してもらう
- ☑ 医師の思いに寄り添い理解したうえで，利用者の思いを代弁する
- ☑ 地域のリソースの情報を病院に発信し，連携する

 事例から学ぶトピック・ニーズ

在宅死希望，独居，地域連携

事例紹介

- 斉藤さん：70代，男性
- 疾患名：肝門部胆管がん終末期，糖尿病

退院時の予測指示

発熱時・疼痛時：ボルタレン®坐薬25mg挿肛，カロナール®400mg内服。

家族状況

妻と離婚し，市内在住の一人娘とも絶縁状態。生活保護の関係で市役所職員が連絡先を把握しており，「死んだときの連絡は受けます」ということになっている。

生活状況

いわゆる「飲む・打つ・買う」の生活で，若いころから住む一軒家の借家に1人で住んでいるが，廊下や台所の床が抜けていたり，水道が1カ所しか使用できなかったりという環境で生活していた。冷蔵庫やガスコンロもないため，ヘルパーがその日の分の惣菜を買って届けるというサービス利用の仕方であった。退院時はベッドを置くスペースはなく，ソファ上での生活であった。入浴は拒否するため，清拭などのケアとなり，食事は自力摂取できるが，好き嫌いが激しい。喫煙は1日1箱である。

身体状況

寝たきりになっても，特定のヘルパーの介入しか許さず，体調が悪くても受診を拒否するため，ヘルパーが訪問した際に容体悪化に気づき救急搬送するということを数回繰り返していた。退院時，坐位保持はできるが立位は不可で，便尿意はなく失禁状態であった。

社会資源

退院時，介護度は要介護1で，区分変更申請後に要介護3となる。訪問介護1回/日，訪問看護1回/週。生活保護受給。

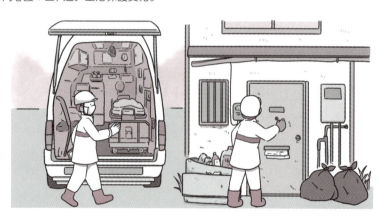

経過の見える化

診断時
胆管炎疑いで基幹病院入院。精査後，胆管がんと診断される

診断後1年
ERCP*目的で入院
*ERCP（endoscopic retrograde cholangiopancreatography：内視鏡的逆行性胆道膵管造影）

退院前4カ月
胆管がんに対して胆管ステント留置術施行。翌日ステント閉塞がありERCP施行中に十二指腸穿孔あり開腹手術

退院時
退院。訪問看護開始

退院後2カ月
発熱するが受診拒否，訪問診療を希望するため主治医にアプローチするが，定期受診するように指示あり

退院後2カ月15日
定期受診するよう指示あり

退院後3カ月
ステント入れ替えのため数日間入院（本人承諾のうえ）。退院後，訪問診療開始

退院後5カ月
自宅で永眠

斉藤さんの療養経過

　退院時，胆管炎の診断で入院加療していたが，「訪問看護を利用することが自宅退院の条件」と主治医から言われ，しぶしぶ納得して退院した。

　退院後の訪問で「病院にはなるべく行きたくない。できればこのまま最期までここで過ごしたい」という斉藤さんの希望を聞くことができた。斉藤さんの状態から，早期に訪問診療を検討したほうがよいと考えたが，現在は症状が安定していることや，主治医が継続して診療を希望していることを考え，しばらくは通院しながら経過をみることにした。退院から2カ月までは発熱もなく安定した生活を送り，看護師との信頼関係も構築しつつあった。

　退院から2カ月後，訪問しているヘルパーから「熱があるようだ」との連絡を受けて緊急訪問する。体温は38.1℃，湿性の咳嗽と鼻汁を認め，SpO_2は94％であった。病院受診を勧めたが，「病院には行きません。死ぬのはまったく怖くありません」の一点張りであったため，その日はカロナール®の内服と水分摂取で様子をみることとして退出した。緊急訪問から4日後の定期訪問時，体温は37℃まで下がってはいたが，両肺野の雑音は著明，倦怠感もある様子でぐったりしていた。再度，病院受診を勧めたが返答は同じで，1週間後の定期受診さえ拒否し始めた。「医者がくるのは構わない」と訪問診療の導入は受け入れてくれたため，主治医に対し，文書で現在の状態報告と訪問診療移行の希望がある旨を報告した。

　それから5日後，熱も倦怠感もなくなり食欲も出てきたが，定期受診は相変わらず拒否し続けるなか，主治医からの返事が届いた。「金属ステント内に挿入したプラスチックステントが詰まった可能性があるので，次回の受診はご本人を説得して来院してもらってください。受診の際には血液検査を予定しています。全身状態が悪ければ緊急入院になる可能性もあります。前回のステント交換から3カ月が経っているので，そろそろ入れ替えの時期でもありますので，時期的にはちょうどよいと思います」とのことであった。斉藤さ

んには医師の指示内容を説明し，入院しないことを約束して定期受診することを了承してもらった ・④。

　診察当日，ステントは閉塞していなかったため緊急入院の必要はなかったが，主治医が訪問診療医に紹介状を書くことを躊躇しているため理由を尋ねてみた。すると，ERCPの際に穿孔させて病状を悪化させてしまったことを重く感じ，斉藤さんのことはずっと自分が責任をもって診るつもりでいたこと，赴任してから間もないため訪問診療をしている医師の当てがなかったことがわかった ❷・❸・❹。

　斉藤さんは，2週間後にステントの定期交換のために5日間入院後，訪問診療医に紹介するという約束を主治医と交わし，その日は約束どおり入院せずに帰宅した。2週間後，本人も約束を守ってステント交換のために入院し，退院後は近くの訪問診療医の診療を受けながら以前のように自宅で過ごすことができた。時々発熱を繰り返しながらも2カ月ほどは安定して過ごしていたが，徐々に食事量が減り，訪問看護が導入になった退院時から5カ月と20日目の朝，なじみのヘルパーに看取られ旅立った。

訪問看護師がケアで困った場面

受診をかたくなに拒否

　本人が受診しなければ，解熱・鎮痛薬をはじめとする薬が処方されないのに，本人がかたくなに病院受診を拒み続けた。関係性の深い，昔なじみのヘルパーが説得しても全く同じ反応であった。そのため，本人に対し「状態が安定しているので入院はしない方向で，訪問診療医を紹介してもらう目的で受診すること」「いずれステント交換をするとしても，今回ではないこと」「斉藤さんの意思を代弁するために訪問看護師が診療に同行すること」を説明・約束して，定期受診することを了承してもらった。

❷ 利用者が希望しても紹介状を書いてもらえない

　医師に「ご本人が訪問診療を希望しているので紹介状を書いてほしい」と懇願しても，「診察が必要だから受診させてください」という返事しかもらえず，本人にもどう説明してよいか悩んだ。直接医師に会って（受診同行），本人の生活の現状を説明し，本人の思いを代弁することで主治医には納得してもらえた。また，顔を合わせて話すことにより，主治医の本当の悩みを引き出し，理解することができた。利用者を思う気持ちは同じであると実感し，同じ方向を向いてケアできる自信がついた。

❸ 病院が地域にどのような資源があるか把握できていない

　主治医に対し地域の訪問診療医への紹介を依頼した際，看護師は，地域の医師同士なので，連絡・連携をとりやすい環境にあると考えていた。仮に医師本人が把握していない場合でも，看護師やソーシャルワーカーから情報収集しているものと認識していたが，院内

の看護師やソーシャルワーカーも「医師同士なので連携しやすいだろう」と考え，のちに医師が1人で抱え込んでいた状況が露わになった。これにより他職種の「わかっているだろう」という「思い込み」があったことが明らかになった。訪問看護師は地域の資源を熟知しており，常に連携しながら活動しているという強みがある。この強みを生かし，病院と地域をつなげる役割をもつとあらためて認識した。

4 斉藤さんと主治医の思いをふまえた会話の展開が難しい

主治医や斉藤さんと自分のなかで考えのギャップがあるなかで，自分の思いも振り返りながら両者を理解して，誤解がないように対話を進めていかなければならない。

困りごとから患者のニーズを知り，ケアを考える

1 受診拒否の理由を探り，サポートする

訪問看護を利用するようになってから，斉藤さんは自分の人生を語りながら振り返るようになった。そして，がんという病になったことやこの家での思い出を語るうちに，人生の終末期をどこでどう過ごしたいかが明確になった。

斉藤さんの希望は自宅で最期まで暮らしたいというものであり，そのことが受診の拒否にもつながっていた。今までは病院に行くと，病状や独居という環境から必ず入院を余儀なくされていたため，受診＝入院に結びついていたと思われる。斉藤さんには現在の身体の状態では入院の必要性がないことを説明し，今回の受診の目的を明らかにすること，帰宅を保障したことで，かたくなな姿勢が緩んでいった。また，訪問看護師が主治医との会話を橋渡しする役を買って出たことは，さらに受診を後押しした。

2 紹介状拒否の理由を探り，利用者の利益に向けてアプローチする

本事例では，斉藤さんの受診拒否だけではなく，主治医も紹介状を書くことを躊躇していた。このようなケースでは，医師にも紹介したくない理由があり，それは「治したい，楽に過ごしてほしい」という熱い思いの裏返しである場合もある。利用者や家族を理解しようとする努力と同様に，医師を含む医療者の思いを理解しようとすることは非常に重要である。医療者の思いに共感し，思いを共有したうえでの提案は受け入れられやすく，利用者の希望もかなえられやすい。

3 医師と医師の橋渡し

訪問診療医側の受け入れ体制の問題もあることから，紹介を受けられる状況かどうか，事前に何人かの訪問診療医に確認を取ったうえで主治医への受診に同行した。距離的に訪問が可能かを事前に確認し，利用者と合いそうな医師を選定して主治医に情報提供するこ

とは，紹介することに不慣れな医師にとっては安心して紹介できる一助となる。

❹ 斉藤さん・主治医とのコミュニケーションを工夫する

①自分のなかで，主治医に対して「どうしてそこまで入院を勧めるのだろう」という気持ちがあるのを意識しながらも，まずは相手の考えを傾聴した
　⇒自身の心理ブロッキングを意識しながら傾聴する
②斉藤さんや主治医の話を整理したり，繰り返し伝えたときに内容が合っているかどうかをすり合わせしながら，互いの理解を深めた
　⇒ミラーリング（繰り返す），テーラリング（確認し，補正する）を意識して実施する
③斉藤さんや主治医と同じような気持ちが起こるようにイメージし，感情移入しながら接した
　⇒共感する

事例から"未来"を育む

☑ 病院に行くことの意味を考える
「病院に行く目的」は人それぞれである。病院は検査・治療をするためだけに存在するのではなく，さまざまな情報を集約して，その人の最善を探す場でもある。その人が，何を求めて受診するのかを見極め，医療者へ橋渡しすることは非常に重要である。

☑ 医療者と顔を合わせ，思いを理解する
書類などだけでは理解し難いことも，互いに直接言葉を交わすことで誤解が解けることは多々ある。病をもちながらの生活をアセスメントする訪問看護師だからこそ，医療者が納得できる情報提供の仕方があるはずである。利用者が思い描く生活を継続するために，医師の思いも理解しながら情報を提供する。

☑ 地域の情報を病院に提供し，地域とつなげる
訪問看護師は常に地域の資源を把握し，多職種と情報を共有しながら連携している。「医師も同様であろう」「病院でもわかっているであろう」と思い込まず，地域の情報を常に発信しながらケアを行うべきである。

（平澤利恵子）

V章

在宅での看取りを知りたい・支えたい

○ 在宅での看取りを知りたい・支えたい ○

 # 総　論

最期を迎えるときの希望

　人はどこかで必ず終わりがくる。そのとき，どこでどのように過ごしたいか。看護師としてではなく，1人の"ひと"として，あなたはどのように考えているだろうか。

　「この病院でずっとみてもらっていたから」「いつも医療者がいるから」ということで"安心"と思う人もいる一方で，自分の家のほうがゆっくりできる，家族がいるからホッとできることを"安心"ととらえる人もいる。

　人生の最終段階における医療・ケアに関する意識調査報告書（令和5年12月）[1]によると，「病気で治る見込みがなく，およそ1年以内に徐々にあるいは急に死に至ると考えたとき，最期をどこで迎えたいですか」という質問に対して，「自宅」と答えた人の割合は一般国民43.8％，医師56.4％，看護師57.4％，介護支援員58.1％という結果が出ている（図1）。自宅を選択した理由としては，「住み慣れた場所で最期を迎えたい」「最期まで自分らしく好きなように過ごしたい」「家族らとの時間を多くしたい」「家族に看取られて最期を迎えたい」などである。

　一方，自宅以外で最期を迎えることを選択した理由は「介護してくれる家族らに負担がかかるから」という回答がもっとも多かった。その他の理由としては，「急に具合が悪くなったときの対応に自分も家族らも不安だから」「症状が急に悪くなったときにすぐに医師や看護師の訪問が受けられるか不安だから」「症状が急に悪くなったときに，すぐに病院に入院できるか不安だから」という返答が多かった。

　「どこで最期を迎えたいかを考える際に重要だと思うことはなんですか」という問いに

図1　最期を迎えたい場所

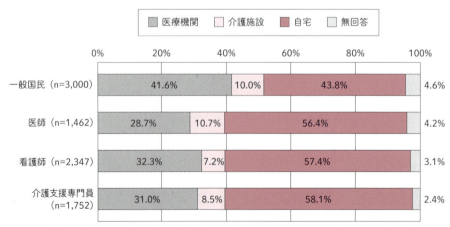

〔厚生労働省：人生の最終段階における医療・ケアに関する意識調査報告書．人生の最終段階における医療・ケアに関する意識調査事業，2023．より引用〕

対しては，「家族らとの十分な時間を過ごせること」「自分らしくいられること」「人間としての尊厳を保てること」「体や心の苦痛なく過ごせること」「家族らの負担にならないこと」などが多くあげられていた。

人生の最終段階における患者・利用者本人の医療・ケアについて退院先に引き継ぐべき情報として「治療方針などの医療・ケア情報」「患者・利用者本人や家族らが希望する医療やケアを受ける場所・最期を迎える場所」「患者・利用者本人の生きがいや価値観，目標」との回答が多かった。

最後の療養場所を病院で迎えようとも自宅で迎えようとも，そこにかかわる私たちは，本人が，そして家族が何を望んでいるのかを知り，その選択が本人たちにとって適切であるか，そのために正しい情報が与えられているかを知らなければならない。正しい情報がないなかではこれからのことを選択することはできず，本人たちの望みを支えることはできない。

日々のケアを大切にする

急変や事故など急性の状況で臨死期（本書では，予後1カ月～亡くなるまでの時期と定義する）を迎える場面もあれど，臨死期が突然くることは多くなく，闘病や老化の経過のなかで臨死期に向かう。臨死期だから特別の看護ということではなく，どのような時期でどの療養の場であれ，看護師として今看ている人に丁寧で適切なケアを行うこと，本人の苦痛（心身ともに）を緩和するための適切な知識と技術を携えてケアにあたることが大事であり，その繰り返しの先に臨死期が訪れると思っている。だから「人生の最終段階の時期にかかわっていないから関係ない」のではない。一人ひとりの看護師が皆，その人の人生に何かしらかかわり影響を与えていると考えてほしい。

臨死期はさらに全身状態が心身ともに低下するからこそ，より丁寧なケアを行うことが大切になる。心身ともに弱ってくるとさまざまな対応に本人も家族も過敏になる。元気なときはあまり気にならなかった看護師の言動が一つひとつ気になってくる。本人たちにとって，とくに嫌な思いとなった場面に対しては，後々まで「あのとき，あの人にこうされて嫌だった」という思いを残す。それまでどんなに丁寧にかかわっていたとしても，一瞬にして悪い感情しか残らなくなる。このことを肝に銘じておく必要がある。

コミュニケーションの力

臨死期においてはコミュニケーションの重要性が一層高くなる。コミュニケーション力が高かろうと低かろうと，よい情報を伝えるときは相手に与える不安にはあまり差が出ないが，悪い情報を伝えるときは相手に与える不安に大きな差が生まれるという結果[2]が出ている。臨死期に近づけば近づくほど医療者から与えられるのは悪い情報ばかりである。私たち（看護師）にとっても相手（患者・家族）から問われる質問は，「あとどのくらい」とか「どうしてこんな病気になってしまったの」「死んだらどうなる」など答えに詰まるもの

ばかりであろう。だからこそ私たちには，死を身近に感じなければならない状況である人に向き合えるコミュニケーションの力が求められる。「how to」でなく，真摯に向き合う力が必要であろう。このコミュニケーションもスキルであり，終末期の厳しい状況となった人の心理を理解すべき訓練が必要である。これは教科書だけでなくロールプレイを取り入れた実践的な訓練を繰り返すことにより培われるであろう。

　伝えることとともに聴くことも大事なコミュニケーションのスキルである。人は話しながら，聴いてもらいながら考えをまとめていく。どのような姿勢で聴いてくれるか，どのように話を返してくれるかによって，みずから考えこれからのことを決めているのである。私たちは相手からの問いに答えるばかりでなく，相手が考えられるような返答（問い）だったり，待つこと（沈黙）だったりも学ばなければならない。

1 スピリチュアルペインのケアとしてのコミュニケーション

　人はつらさや思いを語り尽くすことから先に進むこともできる。つらさとは身体的なものばかりではなく，スピリチュアルなつらさ（スピリチュアルペイン）も含まれる。語りを聴くことはスピリチュアルペインのケアになることも知っておく必要がある。大事な話は誰彼構わず語るわけではなく，この人ならと選んで語っているはずである。もしかしたら本人も，自分のつらさを理解して話しているわけではないかもしれない。聞く側の姿勢により，本人も自分で気づかなかった思いが吹き出てくるのかもしれない。

　私たちは，さまざまな場面で意思決定支援につながるケアをしていること，スピリチュアルペインにつながるケアをしていることを意識しておく。そして，相手の迷いに付き合いながら，その人にとって最善の選択ができるよう支援していく必要がある。

2 意思決定支援としてのコミュニケーション

　看取りの時期が近づけば近づくほど時間的な余裕がなくなり，本人たちの望む場で看取りを迎えられるようにと，こちらが焦って選択を迫ってしまうこともあろう。準備のための段取りに時間をとられることも多い。だからこそ，私たちは先を見越した看護をする必要がある。この人の残りの時間が本人にとって，そしてその人を大事に思う人たちにとって最良の時間となるようさまざまな選択肢のなかから選んでいけるように時期を逃さず投げかけていきたい。本人たちにとってはまだ先のことであったり，考えたくないことであったり，受け止めるには時間がかかることかもしれない。そういった心理状態を理解し，信頼関係の構築，病状のアセスメント，苦痛緩和のケアを同時進行で進める必要がある。

3 チームを高めるためのコミュニケーション

　もしも看取りの時期が差し迫ったなかで家に帰りたいと言われたときや，医療的処置が多いなかで帰りたいと言われたときには，無理と決めつけず訪問看護師に相談してみてほしい。その訪問看護ステーションでは無理かもしれないことも訪問看護師らのネットワークのなかで受け入れ先や受け入れ方法を一緒に考えることができる。

　日頃からさまざまな職種の人や他施設と顔のみえる関係をつくっておくことがいかに大事か，いざというときにいかに大きな力になることか，この関係性は在宅から送り出す場合も同様といえる。家で見送れるかと思っていた矢先に「やっぱり病院がいい」と言い出

す人もいる。このような時期においては病院に行っても家にいてもできるのは同じことかもしれないが，本人や家族がなぜ病院に行くと言い出したか，なぜ家に帰りたいと言い出したか，その思いを知り柔軟に対応する。最後に本人が何を思い，何をしたかったのか，本人の思いを支えられなかったことが残された者にとって後悔として残らないように努める。

療養の場が変更されるときの注意（調整する力と他施設との関係づくり）

　看取りも視野に入れた在宅療養支援が開始されたとき，本人たちが病院から見捨てられたような思いを残さないように，調整は慎重に行う。今までみてくれた医療者らが総取り替えになってしまうのである。とくにがんの診断を受けて治癒を目指して治療を続けてきた人たちにとって，医療者は共に闘い続けた戦友のような存在であったろう。それがいきなり知らない医療者たちに囲まれて，言われることは悪い情報ばかりとなったらどうだろうか。がんの病状進行は積極的治療困難となってから全身状態の低下が如実になってくる。私たち医療者にとっては当然の進行状況であるが，患者本人や家族にとっては何度説明されていたとしても，「なぜ？」「こんなに早く？」といった思いのほうが強いに違いない。また，悪い情報は受け止め難いため，医療者がどんなに丁寧に説明していても説明したように理解されていないことも多い。そんな状況のなかでは新しくかかわり始めた人たちからの説明は「そんなはずではない」という気持ちが優先されるであろう。今までみてくれていた医療者との関係が深ければ深いほど，新しいチームと馴染むのに時間がかかるかもしれない。こちらが何を言っても「前の先生は…」と比べられてしまうことと思う。急に「病院での治療は終わり，あとは在宅へ」という無理やりなギアチェンジではなく，治療の後半，積極的治療が見込めなくなりそうな時期から在宅チームを一緒に利用していくことを考えてほしい。私たち在宅側の医療者にとっても厳し過ぎる状況からかかわり始めるより，少し早めからかかわることで，本人たちの今までの闘病の思いであったり，意向であったり，本人を大事に思う人たち（家族ら）の気持ちを知り，病院との情報交換を密にしていくことで病院スタッフとの信頼関係を深めたり，本人たちにも安心感を提供できることと思う。最初から在宅医と訪問看護師がセットで入らなければならないわけではない。病院医師の指示書で訪問看護師を先に導入してもらい，通院中の在宅療養を支え，本人の病状進行に合わせて在宅医や薬剤師，介護サービスの導入を訪問看護師が調整していくことも可能である。

　調整役割はソーシャルワーカーだったり，ケアマネジャーだったりと専門家がいるが，「この人のこれからはどうなるのだろう，どうすればよいのだろう，どうなりたいのだろう」と，いつもそばでケアを続けている看護師が気づいてアクションを起こしてほしい。いつも看てくれていた病棟の看護師や外来の看護師が思いをくみ上げ，提案したり，その施設の調整役につないだりしてくれると，本人たちの緊張も和らぐことだろう。できれば病院の看護師にも在宅療養の仕組みについても理解をしていてほしいと思う。在宅療養のことをわからないと提案もできず準備が遅れ遅れとなり，よい時間の過ごし方が変わってきてしまう。訪問看護は病名や病状，年齢によって医療保険か介護保険での介入になるが，

必ずしも介護保険を申請しなければ介入できないというわけではなく，介護保険未申請であれば医療保険で訪問看護師がかかわりながら在宅で必要なサービスを調整できる。

　病院と在宅の看護師間で顔のみえる関係をまずは自分の地域で構築していってほしい。病院の看護師も，自分たちが看ていた人たちが家に戻ってどんな環境でどんな生活をしているかみてみるとよいと思う。訪問看護ステーションにとって病院看護師の同行訪問はウェルカムである。患者にとっても自分を看てくれていた看護師が来てくれることはうれしいに違いない。訪問看護師は，療養者が自宅でどのような生活をしているか自分たちがかかわる前の事業所へフィードバックすることも意識しておくことが大切である。小さなことが大きなつながりになり，療養する者にとっても医療介護福祉の提供者にとっても安心につながっていく。

家族と看護師にとってのグリーフケア

　在宅で看取った後，看取るまでのケアがどれだけ丁寧にかかわれたかが家族にとってのグリーフケアにつながる。看取りの後の身支度を家族と共に整えながら家族の頑張りをねぎらったり，本人の頑張りをたたえたり，元気だったときや私たちの知らないエピソードを教えてもらったりするなかで，自分たちのケアを振り返ったり，自分自身のグリーフにつながる場面だったりする。少し時間をおいてお焼香に行けるのも訪問看護師の特権であろう。まだまだ亡くなった寂しさを払拭できない家族ではあるが，看取り直後の家族の様子と少し時間をおいて家族の様子をうかがえることは看護師として本当にありがたいことである。悲嘆をゼロにはできないが，残された家族の悲嘆が少しでも和らぐようなケアをできるような看護師でありたい。

文献

1) 厚生労働省：人生の最終段階における医療・ケアに関する意識調査報告書. 人生の最終段階における医療・ケアに関する意識調査事業，2023.
2) Takayama T, Yamazaki Y, Katsumata N：Relationship between outpatients' perceptions of physicians' communication styles and patient's anxiety levels in a Japanese oncology setting. Soc Sci Med 53(10)：1335-1350，2001.

（倉持雅代）

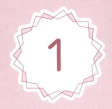

認知症・独居・がんの患者の在宅看取りをかなえる

> **はじめに**
>
> 　在宅医療・訪問看護が向き合う患者の抱える問題は非常に多様である。とくに終末期，看取りの時期においては，「認知症でがんを患う」「高齢の単身世帯」「生活保護受給」など，さまざまな課題が併存する事例が増えてきている。そのような状況でも「その人らしさ」を守り，認知症でも，独居でも，本人の望む場で支え，看取っていきたいと，かかわる者は看護師のみならず常々考えている。
> 　身寄りのない高齢者であってもヘルパーらの長年の支援により最期まで自宅で過ごすことも可能である。そうした際，どのようなポイントが在宅看取りにつながるのかを考える。

事例を理解する視点

- ☑ 生活を支えるためのチームがすでにできている環境に，看護師が新たに加わる場合の留意点
- ☑ 多職種がかかわる場合，チームリーダーは誰であることが望ましいか
- ☑ 独居の看取りを多職種で支えることの難しさとは

事例から学ぶトピック・ニーズ

認知症，独居，多職種協働

事例紹介

● 清水さん：80代，男性，単身（独居），生活保護受給
● 疾患名：アルツハイマー型認知症，肝臓がん

家族状況

　北陸生まれの清水さんは10人きょうだいの7番目に生まれ，若いときに上京し親族との縁は切れていた。

生活状況

　懸命に働き生計を立てていたが，働けなくなった後，生活保護を受けながら小さなアパートの一室で独り暮らしをしていた。長年住み慣れた地域で，近隣の住民とも顔なじみである。

経　過

　5年前より認知症状が出て，アルツハイマー型認知症の診断を受け，近所の人たちのサポートを受け生活を送っていた。症状が進行したため介護保険を申請し，訪問介護・デイサービスを利用しながら生活していた。
　食欲不振が続いたことにヘルパーが不安を感じ入院となり，精査にて肝臓がん末期の診断となる。
　認知症でがん末期の在宅療養について，ケアマネジャーから訪問看護師に相談が入る。訪問看護師がかかわり，かかりつけ医が往診することで相談を受けた5日後，在宅療養の開始となる。

身体状況

● 介護度は要介護3。日常生活全般に介助を要する状態
● 主にベッド上での生活，端坐位可能。失禁のため紙オムツ使用中
● 見守りにて飲食可能
● 簡単な意思表示は可能だが，細かいことを伝達することは困難

社会資源

● 訪問介護：3回／日，食事介助や排泄介助
● デイサービス：1回／週
● 訪問診療：隔週
● 訪問看護：3回／週
● 福祉用具：ベッド，車椅子

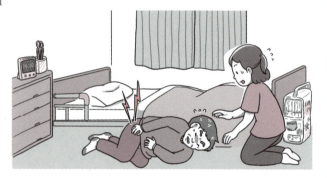

経過の見える化

訪問看護介入の5年前	訪問看護介入1カ月前	訪問看護介入	訪問看護介入から1カ月半	訪問看護介入から4カ月	訪問看護介入から半年
認知症診断 介護保険利用	食欲不振で入院 肝臓がんの診断 予後3〜4カ月	退院	転倒 右大腿骨転子部骨折	せん妄 吐血 タール便	自宅にて永眠

清水さんの療養経過

　退院時，予後3〜4カ月の予測であった。疼痛などの自覚症状はなく，食事もとれている状況であり，食べられなくなったり，状態が悪化した場合には入院の方針で，今までかかわっていた支援体制に看護師が新しく加わって❶，在宅療養が開始となる。医師も入院前からかかわっていた在宅医だが，緩和ケアには不慣れであった❷。

　ヘルパーが訪問した際，「ベッドサイドに座っている」「隣室に立っている」など，独居のため安全面への不安を感じていた❸。ある日，訪問したヘルパーがベッド脇で転んでいるところを発見した。救急搬送し右大腿骨転子部骨折の診断を受けるが，肝機能が悪く手術は困難なため，鎮痛薬での対処となる。自力での体動困難，体位変換時に骨折部位の疼痛が強く，本人の苦痛緩和とヘルパーの介護負担軽減のため，尿道留置カテーテル挿入を検討するも，留置することが本人の苦痛やストレスにつながるとのヘルパーの意見もあり，留置せずにオムツ交換での対応とする。

　その後，徐々に黄疸が出現し，退院から4カ月後，口腔内出血や嘔吐，タール便や胆汁嘔吐などがみられ，意識レベルもJCS 2桁となる一方，今まで穏やかだった清水さんがケアを拒否したり，攻撃的な言動を発するようになる❺。不穏や攻撃的な言動を苦痛の表現ととらえ，オピオイドを開始したところ攻撃性が落ち着いた。

　訪問看護介入（退院）から5カ月，不穏と小康状態を繰り返しながら，下肢の浮腫や黄疸がさらに強くなってくる。

　退院より5カ月半，訪問入浴の担当者が訪問した際に意識レベルがJCS 3桁となり，血圧が触診で80台に低下していた。主治医より入院の勧めもあったが，ヘルパーらの「自宅で看たい」という強い思いを受け（認知症の進行のため看護師がかかわった時点で，清水さんの意向は不明❹），あらためて自宅看取りの方針を確認する。清水さんは，いつ亡くなってもおかしくない身体状況となっており，かかわる全職種がそのときに備えつつ訪問を続けた。

　退院から半年後，ケアマネジャーが訪問した際に，亡くなっている清水さんを発見する。主治医の死亡確認後，かかわっていたスタッフでエンゼルケアを行い，本人が気に入っていたスーツを着せて，皆でアルバムを見ながら思い出を語り合った。

1　認知症・独居・がんの患者の在宅看取りをかなえる

訪問看護師がケアで困った場面

1　すでに生活を支えるチームが構築されている！
→ 看護はどのような立ち位置でかかわる？

- 連日ケアしてきたヘルパーらにとって，あとからチームに入る看護師が，①脅威とならないように，②仲間としてみてもらえるように，また③適切な医療・ケアを実践してもらうために，どういった立ち位置でいることが望ましいか。
- 数名のヘルパーや多職種のかかわりの方針を統一し，ケアに困らないようにどのように指導すればよいか。

2　医師が緩和ケアに不慣れ
→ チームをどう組み，どうサポートする？

- 清水さんのかかりつけ医は，積極的に在宅医療を実践してくれていた地域の医師ではあるが，がんの症状コントロールには不慣れであった。今後，認知症とがんを併存する清水さんの苦痛症状が強くなった際に，清水さんが上手に苦痛を表現できない場合にアセスメントをどのように行い，どのような対処をしていけるのか。
- 担当看護師自身も緩和ケアに精通しておらず，ヘルパーらの「家で看てあげたい思い」をチームでどのようにサポートしていくことができるか。

3　独居で安全への不安がある　→　看護師としてどうかかわる？

- 清水さん本人の危険への認識は不明である。それでも本人の自由度を狭めたくない思いと，安全への配慮を考える思いが，看護師のなかにはある。清水さんのADLは不安定であり，誰もいないときに動き出す危険性がある。また転んだ場合にも助けを呼ぶ能力はないと思われる。こうした場合に，どこまで危険回避，安全への配慮が行えるか。

4　どうすればよい？　認知症の人の意向確認

- 看護師がかかわった時点で，本人の意向がはっきりと確認できる状況ではない。
- 主治医は「認知症で独居の看取りは困難」との考えである。また，亡くなっている清水さんを発見するヘルパーの心の負担を案じている。
- ずっとかかわってきたヘルパーらは，「清水さんの希望は家にいること」と感じており，自宅での看取りを支えたい思いがある。
- かかわる多職種にそれぞれの思いがあり，その思いのずれをどう調整するか。認知症である清水さん自身の本当の意向を，どう探ればよいのか。

5 認知症の人の攻撃性や不穏行動 → どう対応する？

- 不穏や攻撃性にどのように対応するか。
- 今まで穏やかだったのになぜ変化したか。
- 本人が言葉で表現できない，理解できない。

困りごとから患者のニーズを知り，ケアを考える

1 清水さんの人となりをよく知るヘルパーから教わり，看取りの支援を行う

　看護師は，あとからチームに合流する立場であることを意識して，清水さんとのかかわりを大切にしてきたヘルパーたちから，清水さんの人となりやどのような介護の方法が清水さんに合っているのかなどを教えてもらい，ヘルパーらの意見を十分に聞くことで信頼関係を深めていった。

　長く清水さんにかかわっていたヘルパーのなかには，「がん」「終末期」の経験が乏しく，不安を抱える者もいた。皆が不安なくかかわれるよう，一緒に訪問する・看取りのパンフレットを渡すなどのサポートを行った。

　かかわる多職種で情報を共有するため，連絡ノートを活用した。「訪問した際に気づいたこと」「気になったこと」「注意してほしいこと」「次の人への伝言」などをそのつど記載し，重要なことは室内の壁に貼り出すなど，一目でわかる工夫を心がけた。

2 医師との信頼関係を構築し，専門家と相談する

　たとえ緩和ケアに精通していなくとも，長くかかわってくれていたかかりつけ医を大切にすることが看護師として重要である。主治医からの信頼を得て，しっかり意見交換できる関係性を構築していく。そのためには，看護師としての専門知識・技術を高め，コミュニケーション力を養うなど自己研鑽が必要である。

　緩和ケアに関して困ったときに相談できる人がいることは，非常に心強い。緩和ケアに精通している医師・看護師・薬剤師との関係性を築いておく。そうした専門家と主治医とをつなぐ役割を担う力も看護師には必要となる。

3 独居生活の安全対策には限界があることをチームで相談し共有する

　在宅での安全対策には限界がある。ベッド柵を両方に設置する，清水さんにとって大事なものを手の届く範囲に置く，周囲に危険なものを置かないなどの工夫は行ったが，独居で判断力が低下している人にまったく危険が及ばないようにするのには限界がある。安全管理を徹底するよりも，その人らしく暮らせることを重視する視点について，スタッフ間で容認・共有することは重要である。

○ 在宅での看取りを知りたい・支えたい ○

 認知症の人の意向確認はエピソードにヒントあり

　医師やヘルパーら，長くかかわってきた多職種の思いを整理し，清水さんとかかわりの長かったヘルパーたちから，清水さんのエピソードを聞き取り，清水さん像を全員で膨らまし，清水さんらしさ，清水さんだったら何を望んだかを考える。

　清水さんは親族とは絶縁状態だったが，ヘルパーから"1人で懸命に働き生活を切り盛りしてきた""食べることが大好き""近隣住民との良好な関係性を築いてきた""近所の親しい人からもらった犬のぬいぐるみを，昔飼っていたペットと同じ名前を付けて大事にしていた"などの様子や，嫌いなことに対しては少し不安げに「大丈夫？」と尋ねる清水さんに対して，ヘルパーが「任せて」という思いを込めて力強く「大丈夫！」と伝えると，清水さんは「ありがとう」と言って，じっと目を見て笑顔で返してくれたことを語ってくれた。

　看護師がかかわった時点ではすでに十分に思いを語ることができない清水さんであったが，長年かかわったヘルパーは短い言葉のなかの意味や表情を読み取り，清水さんが好きなこと・嫌いなことを理解し，安心できるケアを提供していた。

 認知症の人の攻撃性や不穏行動は苦痛の表現である

　認知症があっても今まで穏やかだった人が不穏になったり攻撃性が強くなったりする

---

column

もともとの関係性を大切にしましょう

　在宅療養調整をどのように実践しているだろうか。多くは，病院のソーシャルワーカーや退院支援室の看護師がさまざまなリソースを使い，早期に在宅療養が開始できるように進めてくれているかと思う。

　本人や家族の意向，疾患，地域などを考慮し在宅療養に必要なメンバーにつないでくれていることと思うが，もともとかかわっていた診療所だったり，薬局だったりを意識しているだろうか。

　ある薬局がかかりつけで，ずっと利用していた人が入院したときのことである。いつも同じ薬局を利用してきたので，薬歴がしっかりあり，配達も対応してくれていた。さて，入院での治療が終了し自宅に戻ることになった際，病院は在宅医療を受けられるように訪問診療，訪問看護，訪問薬局の手配が必要と判断し準備を進めた。訪問診療が決まり，そこから訪問看護，訪問薬局とスムーズな導入に至ったが，もともとかかりつけだった薬局には連絡が入らないまま新しい薬局が入ることになってしまった。本人は今診てもらっている病院が頼りで，病院の勧めてくれた薬局を断ると病院からも切られてしまうと思ったようであった。

　もともとの施設・機関とは関係が悪く，一新したほうがよい場合もあるだろう。しかし，そうではないとき，もともとみてくれていた機関は本人や家族の傾向も熟知していると思われる。新しいチームを構成する前に，この点を一考するとよい。

　薬局の例にとどまらず，訪問診療，訪問看護，訪問介護などにも同じようなことが起きている。もともとの機関へ受け入れ可能かどうかもぜひ連絡してみてほしい。

（倉持雅代）

と，ケアする側は困惑する。ケアに抵抗されると本当に困ってしまう。しかし本人にとっては何らかの苦痛の表現かもしれない。病状の進行からがん性疼痛の可能性をアセスメントし，オピオイドの導入となった。認知症の人の苦痛のアセスメントとしてabbey pain scaleを利用したり，ケアとしてユマニチュードを意識したりすることも大切である。

事例から"未来"を育む

生活を支えるためのチームがすでにできている環境に，看護師が新たに加わる場合の留意点

今までかかわってきた人たちの思いを知る，かかわりの歴史を教えてもらうなどの姿勢を大切にし，協働するための配慮が必要である。

多職種がかかわる場合，チームリーダーは誰であることが望ましいか

- 対象者の人となりをよく把握し，チームをまとめられる人であれば，職種にこだわる必要はない。
- 看護師はチームリーダーとなる人を尊重しながら，専門的視野で活動をサポートし補う。

独居の看取りを多職種で支えることの難しさとは

- 看取りに関しては，生活と医療の両面に専門性を発揮できる看護師がリーダーシップを担うことが効果的な場合がある。
- 看取り経験の浅いヘルパーたちが安心してかかわれるように，今起こっている状況やこれからどのような変化がみられるのか，何が起こり得るのか，亡くなっている場面に遭遇した場合にどうするのかなど，細やかに伝える（＝ヘルパーたちを支える）。
- 「孤独死」が異常な死ではなく，自然の経過であることをかかわるスタッフ全員に周知する。

（倉持雅代）

― 在宅での看取りを知りたい・支えたい ―

「独居・高齢・がん・家族の かかわりゼロ」の在宅退院
病院側の工夫と課題

> **はじめに**
>
> 近年，地域包括ケアシステムがうたわれ，「自宅で最期まで過ごせるような社会」の構築が目指されている。また，それに伴い病院側も在院日数の短縮など，病院としての役割を実施していくために，患者を病院から退院させることを考えることが先決になってしまっている。
>
> 実際の退院調整の場面でも，地域と病院側との足並みが一緒ではない部分も多く感じる。病院側からみた"大丈夫"な患者が，地域側の立場では受け入れが難しかったり，逆に病院側の「この患者さん，在宅は難しい」との判断で転院になることも多々あり，本人・家族の希望に添ってのかかわりが十分でない部分が多いように感じている。
>
> 病院内では在宅療養困難と感じられていた患者であっても，在宅チームの多職種間の連携によって患者の思いをくみとることができ，最期まで自宅で過ごすことにつなげられる場合もある。

 事例を理解する視点

- ☑ 生活保護を受ける独居で高齢のがん患者が，「自宅で最期まで過ごしたい」と表出した思いをどのように支えていくか
- ☑ 地域のサポート体制をどのように整えて，在宅チームに医療・看護をつなげていくか
- ☑ 家族のかかわりが得られないなか，本人の意思決定を最期までどのように支えていくか

 事例から学ぶトピック・ニーズ

家族支援なし，高齢者の意思決定，援助者（看護師）の不安

事例紹介

- 池田さん：80代，女性，現在無職（元和裁の職人），生活保護受給者
  趣味：手芸，希望：最期まで自宅で過ごしたい
- 疾患名：膵臓がん末期（肝転移）
- 既往歴：高血圧

経　過

腹痛・黄疸にて担当ケアマネジャーと一緒に近医を受診したところ，大学病院を紹介受診となった。上記診断の疑いにて緊急入院後，精査にて診断が確定した。手術困難で高齢でもあり，化学療法の適応はないと判断されてBSC（ベストサポーティブケア）方針となり，療養先の相談となる（入院時より家族との連絡がとれず，入院後に相談センターに紹介）。

身体状況

【要介護度】
要介護1で，週に2回のヘルパーを利用し，家事援助を利用していたが，料理や掃除などは自分でできていた。訪問看護などの医療的なサービスは受けていない。

【意思疎通】
年齢相応の物忘れはあるが，明らかな認知症の症状はみられない。強い難聴はあるが補聴器の利用はなく，大きな声で話すと会話は成立する。どちらかというと面倒見がよく，同室の患者が困っていると手助けしようとしている場面もある。

家族状況

夫とは早くに離婚しており，娘を女手一つで育てた。娘は結婚後，障害児を出産した。その後，娘が離婚（当時，娘が30代・孫が10歳未満）してから，音信不通となる。

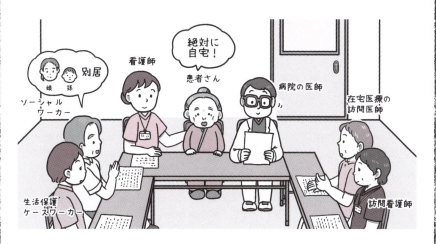

経過の見える化

入院時（初診日）
腹痛・黄疸で近医をケアマネジャーと受診，大学病院を紹介受診し同日緊急入院

入院から2日目
家族に連絡がとれるも，かかわりたくないとのこと

入院から14日目
黄疸の軽減がみられ，症状もやや軽減。池田さんへ病名などの説明がされ，今後の療養について話し合いがもたれる。池田さんに退院の希望があり，準備開始

入院から24日目（退院）
訪問診療・訪問看護導入になり，退院の運びとなる

初診から3カ月（在宅療養期間約2カ月）
在宅にて永眠

池田さんの入院後の経過

　入院時，池田さんに家族への連絡先を確認し，孫の行っていた施設名のみがわかったため医師が連絡したが，すでに退去したとのことであった。個人情報は教えられないとのことで，施設長に，娘から病院へ連絡をしてもらえるように依頼する。その後，娘より病院に連絡があったが，入院の件を伝えることができただけで，娘からは来院できないとの返答があった❶。

　入院後，減黄処置が実施され，疼痛コントロール目的にてプレペノンの処方が開始された。徐々に症状の改善がみられたものの，経口摂取の開始にならないことへの理解がなかなか得られず，繰り返し質問があった。また，安全面への配慮からナースコールの指導をしていたが，自分で動いてしまうことが多く，「動けるのにどうして1人で動いてはいけないのか」「このマット（センサーマット）が使われていると何もできないから」と入院に対する不満も聞かれるようになった❷。再度家族に連絡した際も，「自分が障害児を産んだことを責められてとてもつらい思いをした。今さら家族といわれて病気と聞いても，今の自分の生活だけでも大変であり，かかわるつもりはない。二度と会いたいと思わない。電話を入れてもらうのはかまわないが，本人がいいようにしてもらえればいい」といわれた。主治医から今後，説明や方針を決めることを本人のみで行ってよいのかと相談があり，生活保護ケースワーカーの立ち合いを依頼し話し合いを実施した❶・❹。

　池田さんは説明後も退院を希望し，地域のサポートを整えて退院へ向けての準備を開始した。入院前より地域のサービスの受け入れはよく，地域の担当者が集まり相談した際も，池田さんから不安の表出ができていた❸。入院後の生活状況・理解力の程度から退院は困難との意見も多かったが，退院に向けて内服・体調管理が池田さんなりにできる方法を緩和ケアチーム・病棟看護師と相談し❷，準備が進められた。「もう少し長く生きられると思ったのに」との発言もあった。やや食欲の低下・意欲の低下がみられたが，在宅チームの「帰ってからやってみよう」という言葉もあって，「帰って自分の家でしないといけないことがあるから」と入院から24日後退院となった。

退院調整看護師が困った場面

1 家族がいない高齢者の意思決定支援をどのように最期まで支えていくか

　認知症はないが高齢であり，理解力・判断力がないのではないかという病棟スタッフの意見も多かった．本人に現状を伝えていくことで，池田さんがどのような場面で自分の思いを表出でき，また，池田さんの希望に医療者が寄り添えるかどうかが難しかった点である．

　生活保護受給者でもあり，「最期まで自宅で」という願いをかなえられない患者も多く，在宅体制を整えていくのには生活保護ケースワーカーの協力が不可欠で，相談が必要であった．実際に最期まで自宅で過ごして亡くなる場合，生活保護ケースワーカーには，本人宅の賃貸契約者への連絡や，死後対応の最終的な確認をお願いする必要が出てくると思われる．

2 在宅療養が困難であるという病棟での不安への対応

　病棟看護師から，「1人で生活をしていけるかどうか」「自分でできることもあるが，1人の時間に困ったときには何もできないで倒れていることもあるのではないか」という不安があった．

3 独居の終末期がん患者の退院後のサポート体制をどのように構築していくか

　在宅チームも退院を望んではいるが，今後の病状の変化が起きるなかで果たしてサポートしていけるのかという不安が聞かれた．

4 本人の意思決定が難しくなったときに，どのように本人が望む形で最期まで自宅で過ごせるようにしていけるとよいか

　最初の説明時，池田さんから医師へ「どのくらい自分は生きられるのか」と質問があり，医師は「3～6カ月程度で，短い可能性もある」と説明した．池田さんからは「思ったより短い」との発言があったが，「自分の家でしないといけないこともあるから」と退院を希望した．「できたら自分は最期まで自宅で過ごしたいと思っていた」と自らの意思も聞かれたが，動けなくなったときのイメージはついていない様子であった．

　そのため，2回目の地域スタッフも集まっての説明・話し合いのときに，だんだんと具合が悪くなってきたときの説明もして，困ったときの入院先を並行して準備していくことについての説明も実施した．

困りごとから患者のニーズを知り，ケアを考える

1 家族がいない高齢者の意思決定

　池田さんは年齢相応の理解力・判断力ではあるが，自分の意思をしっかりと相手に伝えることはできていた。しかし膵臓がんであること，がん自体の治療法がないという説明を本人だけに伝えることによる本人の不安や，家に帰りたいという思いをどのように支えていくとよいかを考える必要があった。生活保護ケースワーカーへの信頼もあり，事前に病院側よりケースワーカーに連絡をして意思決定を代わりに行うことはできないが，池田さんの意思決定を支持していくことは可能であるという相談をしたうえで，説明の場面（日時）を設定した。

　病院にいる間の不安への介入と，在宅退院に向けてのサポートを一緒に行っていくことを，病院スタッフだけでなく地域スタッフも巻き込んでいくことで，池田さんは安心を感じることができていたようであった。

2 在宅療養の理解を深める

　病棟で過ごしていた池田さんはADLの低下もあったが，それ以上に「内服・体調管理を自分でやっていけるのか」という看護師側の不安の言葉が多く聞かれていた。自分で痛みや症状を上手に伝えられない池田さんが，自宅に帰って本当に1人でやっていけるのかという点が看護師の一番の不安で，さらにどのように1人暮らしをしていくのだろうとイメージができていなかった。

3 退院後の生活を視野に入れた退院準備

　できるだけ内服薬をシンプルにして，池田さんが管理しやすい方法を主治医と相談し，本人が判断しやすい方法を一緒に考えた。退院前カンファレンスを開催し，実際に病院での様子と自宅で生活する際に何に本人が不安を感じたり，困ったりする可能性があるのかを病院と地域のスタッフが互いに情報共有できるように相談する機会を設けた。そのなかで退院までの間に病棟看護師は，池田さん自身が今後生活していくうえでできるだけ自分でやっていきたいという思いに添って，歩く練習・内服の整理をし，練習を継続していくなど退院に向けての計画を立てて実施した。一方で在宅チームは，医療介護体制の調整ができたと思われる。

4 意思決定困難時も想定して本人を含めたカンファレンス

　池田さんが意思を表出できなくなることも今後考えられるため，退院前カンファレンスの際に当院の主治医より本人の意向としてどこで最期を迎えたいかということをあらためて聞くことを事前に相談していた。訪問診療医師・訪問看護師・ケアマネジャー・生活保

護ケースワーカーと一緒にいる場面で池田さんに意思確認を行い，皆の前で本人が，「できるならば最期まで家で過ごしたい」という言葉を伝えることができ，訪問診療の医師からは「かなえられるように一緒にやっていきましょう」という言葉を本人に伝えることができた。

説明後，池田さんが「思った以上にショックも大きかった」と気持ちの表出はできていたものの，気持ちの整理には時間を要した印象であった。一方で，皆で一緒に池田さんの意思確認ができ，本人も安心できた様子があった。

事例から"未来"を育む

- **本人の思いを大切にしてその思いに寄り添っていくために，かかわっているチームメンバーを巻き込んで，協力体制・チームを構築する**

  池田さんは独居で高齢であった。家族のかかわりがないなかで，本人が意思決定をしていけるように，本人の言葉で病院・在宅チームに自分の思いを表出する場面をつくることができた。そして，以前よりかかわっていた在宅チームを中心に，池田さんに必要な新たなメンバーを加えてチームを構築していくことができた。

- **病院の医師・看護師と一緒に，本人の「帰りたい」という思いを実現可能なものにしていくために，病院の中でのケアをどのように工夫していくとよいか一緒に考える**

  独居で高齢の患者の思いをかなえていくために，退院に向けて池田さんが生活者として在宅で過ごしていけるよう，治療・ケアの工夫について一緒に考えていくことができた。そして，患者が家に帰るということがどういうことなのかをイメージしてかかわっていくことができた。

- **本人の「帰りたい」という目標に向かって病棟と在宅のチームも同じ方向を向いて情報を共有し，それぞれの視点でその方向に向けてかかわっていけるようにつなげていく**

  在宅チーム・病院スタッフのチームが情報を共有し，それぞれの役割を意識していけるように"つなげる"ということを視点にかかわることができた。

（板垣友子）

column 人が死ぬということ

訪問看護師になり自宅で看取ることにも慣れてきたころ，病院から紹介を受けて介入し始めたAさん。まだ自立した生活ができる状況で，看取りまではもう少し時間があると思われる時期だったが，早めに訪問看護が入っていたほうがよいと病院の看護師は判断した。その際，「自宅で最期までは過ごせないと思う」とも伝えられた。病院の看護師がAさんの家庭環境，本人の性格などから考えてのことだった。

Aさんのところに予定訪問すると不在。なんと入院していた。病院からは連絡なし，内心「まったくもう…」と引き上げた。あるときは点滴をつけたまま勝手に帰宅…。なんとまあ自由なお方であった。

こんなエピソードを繰り返し，病院の看護師とは密にやりとりをし，やがて終末期に近づいてきた。病院では本人の性格上，やむを得ず家族が付き添わなければならないが，付き添うくらいなら落ち着いている間は自宅で看ていきたいとの要望があり，自宅での支援体制をあらためて整えた。

徐々にPS(performance status)が落ちてケアも多くなり，そろそろ再入院したほうがよいかと思ったころ，家族から「最期まで自宅で看たい」との申し出があった。家では看られないと言っていた家族と，家では看られないと思っていた医療者ではあったが，家族から「家で看たい」と言ってくれたのは驚きとともに嬉しかった。そしてその後，もう一言いわれた言葉が，私にとっては生涯忘れてはならないと思うものになった。

「でも，怖いんです。人が死ぬところを見たことがないんです」

あー，そうだ。普通の人は「人が死ぬ過程」を知らないのが普通なのだ。だからこそ，私たちは最期まで本人と家族に寄り添い，本人と家族の気持ちを聴き，今とこれから予測されることについてきちんと伝えていかなければならないのだ。

（倉持雅代）

3 認知症終末期がん患者の希望と在宅医療でのcureとcare

はじめに

　在宅医療ではcureとcareのバランスをとることが大切となる。EBM（evidence-based medicine）に基づき十分な説明と合意形成を行い，最善の医療を提供することと，たとえ予後が限られていても，その人を人生の主人公としてとらえ，一人ひとりに寄り添い，その人らしく住み慣れた地域で暮らすことをチームで支えることは，どちらも必要かつ重要な視点だと考える。

　在宅ケアのなかでも，とくに人生の最終段階を迎える患者にかかわるときは，「あとは死ぬのを待つだけ…」ではなく，人は死ぬ直前まで「生きている」のであり，疾患や看取りのプロセスからの影響や苦痛を最小限にし，最期までその人らしく「生きる」ことを看護師は支えていく必要がある。

　ところが実際は，cureとcareの間で葛藤することが少なくない。「死ぬまでにこれだけはしておきたい」という患者の希望を支えることは，その人の生き方の集大成や人生の意味，また残された家族のグリーフにも大きく影響する。しかし一方では，医療専門職として保険範囲内でできることには限界があり，またリスクマネジメントをどのように行うのかも判断に悩むところである。

　在宅療養で希望を支えるためのcureとcareのバランスについて考えてみたい。

事例を理解する視点

- ☑ 患者の思いをしっかりとキャッチする
- ☑ 予後やリスクを予測する
- ☑ 想定したリスクに対応できるように，チームで体制を整え準備する

事例から学ぶトピック・ニーズ

終末期の輸血，旅行中のトラブル，認知症の意思決定

189

事例紹介

- ◆ 橋本さん：80代，男性
- ◆ 疾患名：胃がん，多発肝転移，アルツハイマー型認知症

家族状況

橋本さんと妻，息子夫婦との4人暮らし。妻はパーキンソン病でうつ傾向にある。息子の妻はヘルパーとして働いており，同じ職場のケアマネジャーが橋本さん夫婦を担当している。橋本さんは妻や息子の妻の負担を考えて，レスパイトも兼ねて，すぐ近くのサービス付き高齢者向け住宅（以下，サ高住）と自宅とを行き来している。

経過

アルツハイマー型認知症と診断されてから4年，駅の階段で転げ落ち，1週間の入院となり，左肘・手首粉砕骨折で手術した。退院後，定期診察で貧血と腫瘍マーカーの高値を指摘され，精査の結果，胃がん，肝転移と診断される。予後予測3～6カ月と判断され，本人・家族に病名と病状を伝えられたが，入院による積極的治療は希望しなかった（この時点でHDS-R 12点）。予後が限られる状況で息子らは自宅で介護していくことを選択し，病院から訪問診療や訪問看護の紹介を受けた。本人は息子夫婦に付き添われて在宅療養支援診療所の外来を受診し，3日後ケアマネジャー同行のもと，訪問診療の開始となった。

橋本さんは短期記憶障害があるが，徘徊のような問題行動はなく過ごせていた。また，貧血によるだるそうな様子はあったが，痛みの訴えはなかった。

社会資源

医療保険は後期高齢者1割負担で，介護保険は要介護3である。

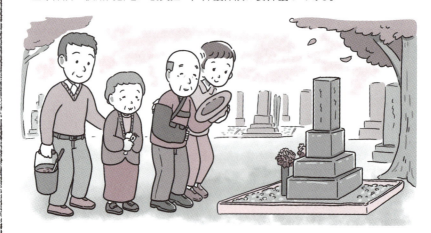

経過の見える化

- 訪問診療・看護の開始：訪問診療・訪問看護開始
- 訪問開始から10日：外来にて濃厚赤血球1単位輸血
- 訪問開始から1カ月：外来にて濃厚赤血球2単位輸血
- 訪問開始から1カ月半：生まれ故郷に旅行
- 訪問開始から約2カ月：オピオイド開始。家族に看取りの説明
- 訪問開始から2カ月半：妻と出会った場所に旅行
- 訪問開始から3カ月：在宅看取り

橋本さんの療養経過

　病院からの紹介で息子夫婦と共に在宅療養支援診療所の外来を受診した。橋本さんは粉砕骨折した左腕を装具で保護し，緊張しているのと貧血のため顔色はさえない様子であった。夏前から食欲が低下して体重が減っていたが，身体の動きはしっかりしていた。認知症治療薬を使用し，短期記憶障害はあるものの普段は徘徊などなく，自宅とサービス付き高齢者住宅（以下，サ高住）を行き来しながら過ごしていた。息子夫婦は予後3カ月と聞き，橋本さんを連れて橋本さんの生まれ故郷に家族みんなで旅行したいと言った。相談の結果，今後は訪問診療と訪問看護を開始し，在宅生活をサポートすることとなった。採血データからHb 6.1g/dLと貧血が強く，輸血をするかどうかの検討も必要であった。

　外来受診から3日後，ケアマネジャーも同行し，自宅を初めて訪問した。橋本さんは先日の外来受診のことは覚えておらず，「おっ，こんなに来てもらえるの？　うれしいねえ。僕は歩くのが好きでね。よく飲みにいったり，ジャズやシャンソンの聴ける店に行ってたんだよ」とニコニコと機嫌よく，受け入れもよかった。妻も落ち着いた様子であった。トイレ歩行や排泄も見守りでできており，少しでも生活面で現状維持ができるように一度外来で輸血を行うこととなった❶・❷。

　訪問開始から10日後，外来にて濃厚赤血球1単位の輸血を実施した。顔色もよくなり，血圧も安定し，サ高住のデイサービスにも参加できるようになった。

　訪問看護で点滴中，橋本さんに子どものころや学生時代の思い出などを尋ねたところ，田舎に帰りたいこと，妻と学生時代に出会ったこと，もともと外出が好きで世界一周したことなど，認知症もあるため正確ではない内容もあるが，うれしそうに話してくれた❶。食事量は2〜3割で，1m歩くと息切れする状態であった。

　訪問開始後1カ月，採血の結果，Hb 6.5g/dLと再び貧血が進んでいた。急変のリスクもあり，このままでは遠方の旅行に行くのは難しいと考え，輸血の実施について家族とチームで話し合った。息子は「ぜひ旅行に連れていきたい」と話し，息子の妻は「体調が心配だが，父（橋本さん）があとで覚えていなかったとしても，その場の喜ぶ顔がみたい」と話した。橋本さん自身も故郷に帰りたい気持ちが強いと予測されたため，旅行前に輸血を行い，痛みや嘔吐などがあった場合の薬を用意し，旅行先で病院受診が必要になったときに

渡せるように紹介状とサマリーを準備し，対応してもらえそうな病院のリストを作成することになった❷・❸・❹。

　外来にて濃厚赤血球2単位の輸血を実施した。本人の様子から痛みがあると機嫌が悪くなることがわかり，定期でアセトアミノフェンを開始することになった。サ高住ではベッド上でじっとしていることが多いが，自宅に帰ると室内をよく動いていた。

　旅行前に訪問し調子を尋ねると，「順調です！　旅行に行くことをなんで知ってるの？」と明るく話した。息子夫婦に紹介状と病院のリストを渡し，緊急時の連絡方法を確認した❹。

　訪問開始から1カ月半，息子の車で2泊の旅行に出かけた。旅行中も連絡をとり合うが，トラブルなく過ごせて，無事に自宅に戻れた。

　旅行後に訪問すると，「姉にも会えて，お墓参りにも行けた」と旅行時のことは覚えていて，写真を見ながらうれしそうに何度も同じ話をしてくれた。自力で歩行できるが，部屋から廊下まで歩くと息切れと動悸があり，臥位で過ごすことが多くなった。その後も「いい旅行だったよ。またどこか連れていってくれるかなあ」「ねえ，今度一緒に飲みにいこうよ」と機嫌よく過ごせていた。しだいに体調不良により，自宅で過ごすことが増えた。

　初回訪問から約2カ月，痛みが強くなり定期服用でオピオイドを開始した。ケアマネジャーも同席し，家族に看取りの説明をした。当初，橋本さんの妻への配慮から，息子夫婦はサ高住での看取りを考えていたが，橋本さんが「ママはどこにいるの？　心配だなあ」と妻のことを常に気にかけており，2人が一緒に過ごせることを大切にすることになった❶。家族は次に，橋本さんが妻と出会った場所への旅行を考えていると話した。橋本さんは自力では歩けなくなっていたが，貧血による呼吸困難はなく穏やかに過ごせていること，予後も週単位と考えられることから，旅行前に輸血は行わないことになった❷・❸。看護師の訪問は週2回に増やした。

　訪問開始から2カ月半，息子夫婦と妻も一緒に思い出の場所に2泊で旅行に行った。前回同様，紹介状を持参し，旅行途中も連絡をもらえるようにした❹。

　帰宅後すぐに意識レベル低下の連絡があり，訪問看護師が対応した。在宅酸素を導入すると，プリンが食べられるくらいにまで落ち着いた。

　鎮痛薬の内服が困難になり，オピオイドも内服から坐薬に切り替えた。橋本さんは「どこかに連れていってくれるかなあ。有馬温泉に行きたいなあ」と話していた。家族やチームと相談して，訪問入浴を導入した❸。

　訪問開始から約3カ月，「調子はいいよ～，痛いところもないよ～。昨夜は息子と一緒に焼酎を飲んだんや。毎日でも来てね」と穏やかな様子であったが，傾眠傾向で会話も減ってきた。

　それから5日後，昼に訪問入浴を利用し，スタッフに「ありがとう」と機嫌よく対応するが，数時間後に呼吸停止し，在宅での看取りとなった。

訪問看護師がケアで困った場面

1 認知症のある橋本さんの意向をどのように把握するか？

　橋本さんは，日常生活は不穏や徘徊などの周辺症状もなく，機嫌よく過ごせていたが，病名告知をしてもすぐに忘れるため病状認識はなく，医師やスタッフのことも覚えられない状態であった。予後3カ月といわれ，家族の意向で橋本さんの生まれ故郷への旅行を計画し，そのことを橋本さんに話すと，そのつど「行きたい！」と言うが，すぐに忘れていた。

　今後の療養の場については，家族は橋本さんの妻の精神的な負担を考慮しサ高住での看取りを希望していたが，橋本さんに「どこで過ごしたいですか？」と問うと「家がいい」といつも答えていた。

　本来，患者の希望を優先しかかわるなかで，認知障害がある患者の意向をどのように把握したらよいのか，スタッフ間でも迷いがあった。

2 終末期患者に輸血をすべきか？ すべきでないか？

　原発巣からの下血に伴う進行性の貧血であり，輸血をしても下血が続いているかぎり一時期の改善効果しか期待できないか，あるいは血液循環量が増えることでさらに出血を引き起こす可能性もあった。貧血によるふらつきや息切れなどの症状が強いと旅行に行くのは困難と考えられるなかで，予後の厳しい患者に輸血をすべきなのか・しないほうがよいのか？ 輸血をすることでのメリット・デメリットは何を基準にどのように考えていったらよいのだろうかとチーム内で議論になった。

3 急変リスクが高い患者の遠方への旅行はやめたほうがよいのか？

　橋本さんの状態では，吐血・下血による大量出血，急な痛み，呼吸困難などのトラブルや，急変して亡くなる可能性もある。また高齢で認知症もあり，状況判断や対応が十分にできないことから，転倒などのリスクも高い。そのため，旅行は中止し，別の安全なプランに変更するよう家族を説得するか，急変覚悟で旅行に行くことを支援するか，何か起こった場合，責任は誰がとるのか？ などに悩んだ。

4 遠方の旅行先で何か起こったときやトラブルにどう対応するか？

　旅行先は自宅から400kmほど離れたところのため，車にしても公共交通機関を使うにしてもかなりの時間がかかり，身体的な負担も大きい。何かあった場合も，すぐに戻ってくるわけにはいかない。旅行に看護師が付き添っていくのも現実的には難しい。もしものときの家族の不安や急変時の対応をどう保証するか？ 病状変化や急変に備えた準備をどうしたらよいか？ と課題が多くあった。

困りごとから患者のニーズを知り、ケアを考える

1. 橋本さんの意向を引き出せるようなコミュニケーションを図る

　橋本さんは人と話をするのがとても好きだったので、訪問時には、生まれ故郷や若いころの思い出などを丁寧に聴くようにした。アルツハイマー型認知症の場合、過去の記憶や感情は比較的保たれているため、思い出話のなかから、今後の過ごし方や療養の場に関連する橋本さんが大切にしたいことを引き出すようにした。家族にもこれまでの橋本さんの様子や若いころのことを尋ね、橋本さんから引き出した内容とも照らし合わせながら、少々無理をしてでも旅行に行くことの意義や、橋本さんの自宅にいたいというよりは「妻と共に過ごしたい」思いを明確にした。それらを記録に残しチーム内で共有したことで、旅行に行くことや自宅療養も、誰もが納得して取り組めるようになった。

2. データだけでなく、橋本さんのQOLと幸せを基準に輸血実施の有無を判断する

　データや身体状況から、「終末期なので輸血をすべきでない」と画一的に判断するのではなく、チーム内で輸血によるメリット・デメリットを、身体、症状、精神面、経済面、スピリチュアルな側面も含めてQOLを軸に包括的に検討した。輸血によるADLの改善は一時期ではあるが、症状緩和以上に、橋本さんにとって意味があるとチーム内でも確認し、よりよい状態で旅行に行けることを目標に、輸血量や実施のタイミングなどを検討した。

　2回目の旅行の際にも、チーム内で話し合い、貧血による症状の影響と予後を考え、輸血をしないという判断をした。

3. 急変リスクは想定内に「どうなればよいか」で準備する

　下記の3点を共通認識し、チームで話し合った。
①急変は、自宅でも病院でも外出先でもどこでも起こり得る
②リスクを説明するだけでは、患者や家族を「脅す」ことになり、ささやかな希望の芽を摘み取ってしまうことになりかねない
③リスクを理由に医療者側の視点のみで「患者にとってよかれ」で決めてしまわないようにする

　橋本さんが生まれ故郷に帰りたい気持ちを尊重し、リスクも想定しつつ、そのために医療者や介護者に何ができるかで考えた。旅行先で橋本さんや家族が困らないようにするにはどうしたらよいかをシミュレーションして検討し、具体的に準備をすることになった。

4 旅行中のトラブルに対応できるように準備する

　旅行先からでも24時間連絡が取れるように複数の連絡先を伝え，疼痛や発熱，嘔吐などに対する頓服薬の準備，帰宅後に早めに訪問看護に入れるようフォローの体制を整えた。また，旅行先で救急搬送された場合に病状や経過がわかるように紹介状を渡しておき，対応可能な病院リストも事前に調べて伝えた。旅行中も連絡をとりながら，気になる様子はないか，家族に困りごとがないか，早期に状態をキャッチできる体制を整えた。

事例から"未来"を育む

☑ **患者の思いをしっかりとキャッチする**
患者や家族のQOL，どんなことが本人にとって幸せなのかを理解する。

☑ **予後やリスクを予測する**
ADLの変化や検査データ，バイタルサインなどから，今後の病状変化や予後，リスクについて予測し，介護職も含めたチーム内で共有する。想定したリスクへの早期対処方法について複数のシミュレーションを行い，チームで体制を整えておく。

☑ **cureとcare**
「終末期だから」と治療を差し控えるのではなく，本人の意向を聞き取り必要な治療とケアをチームで話し合い，何のために「それ」を行うのか理解し適切なケアにつなげる。ケアを通して患者から私たちがエネルギーをもらい，私たち自身が成長させてもらってもいる。

（宇野さつき）

―○ 在宅での看取りを知りたい・支えたい ○―

複雑な家族関係の
がん患者を家で看る

> **はじめに**
>
> 　訪問看護において，家族の存在は非常に大きい。家族の状態は，患者にダイレクトに影響を与える。実際に，家族に関する理由から，患者が在宅療養を断念することも多い。在宅における家族支援の重要性はよくいわれているが，看護師を含め在宅にかかわるケア提供者は，どこまで家族にかかわればよいのだろうか。家族は，それぞれの歴史・関係・考え方をもっており，多様である。だからこそ，在宅にかかわるケア提供者は家族を一様にとらえるのではなく，個々の家族に応じた対応を必要とされている。
>
> 　家族関係が少し複雑な事例の場合には，家族に対する看護師のかかわり方にも工夫が必要となる。

 事例を理解する視点

- ☑ 患者を取り巻く家族の歴史を知り，それぞれがどう考えているのか知ろう
- ☑ 家族への看護介入の限界も見極めながら，看護の役割を考えよう
- ☑ さまざまな家族がいることを肝に銘じ，自分の価値観の枠内で家族をとらえないようにしよう

 事例から学ぶトピック・ニーズ

複雑な家族関係，意向の確認，看護師自身の価値観

事例紹介

- 阿部さん：70代，男性，内縁の妻と2人暮らし
- 疾患名：直腸がん末期，ストーマ造設，骨盤内多発転移

家族状況（人間関係）

　阿部さんは70代後半の男性で，自宅で自営業を営んでいた。若いころはお金に苦労をしたが，数名の従業員を雇い仕事に打ち込んできたため，経済的には余裕があった。従業員のなかに姪夫婦がおり，近所に住んでいる。妻は病気のため30年ほど前に他界している。妻とは別の女性との間に認知した娘A（40代）が1人いるが，疎遠になっている。妻の死後，行きつけの飲食店で知り合ったBさん（50代）と懇意になり，数年前から一緒に暮らすようになっていた。入院中のお世話や病状説明の立会いは，本人の希望でBさんが行っていた。Bさん以外は阿部さんを「お金への執着が強く，些細なことで怒る仕事人間」という認識をしており，距離を置いていた。

身体状況（訪問開始時）

- PS（performance status）2（調子のよいときは事務所に顔を出している）
- ADLはほぼ自立。ストーマ管理では，便失禁など失敗が増えてきた
- 食欲はほとんどない。もともとグルメで，好きなものを少しずつ食べている。コーラが大好きで1日1本は飲んでいる
- 痛みに対してオキシコンチン®20mg／日とロキソニン® 3錠／日が処方されている。痛みへの不安が強い

社会資源

- 介護保険未申請
- 2週間に一度，大学病院に通院
- 訪問看護（訪問開始時）：週3回（ストーマ管理，症状マネジメント，精神的ケア）

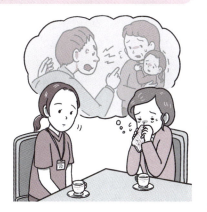

経過の見える化

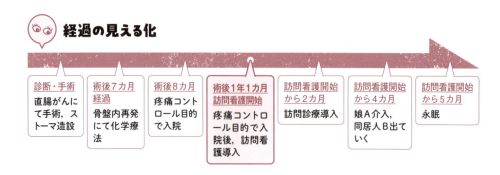

阿部さんの療養経過

　阿部さんは大学病院で直腸がんの手術後，骨盤内再発のため会陰部，仙骨部，肛門部の痛みが増強し，オピオイドを処方されるが内服管理がうまくできず，痛みのため入退院を繰り返すようになった。大学病院では頻回に訪問看護を勧めていたが，阿部さんは「人を家に入れたくない。自分のことは自分でしたい」という思いが強く，なかなか訪問看護の導入に至らなかった。しかし，初診から1年1カ月，疼痛コントロール目的の入院時に，ストーマ管理などセルフケアレベルが低下したことをきっかけに本人の承諾が得られ，訪問看護が開始となった。

　訪問看護開始後も，阿部さんは2週間に一度は姪の夫が付き添い，大学病院を受診していた。しかし，車での通院，外来の待ち時間に痛みが誘発され，毎回，苦しい思いをしていた。そこで，大学病院側と相談して，訪問看護開始から2カ月後に訪問診療導入となった。訪問診療によって，痛みに対してもタイムリーに対応が可能となり，オピオイド内服薬から貼付剤への変更や，本人のあきらめたくないという思いから免疫療法などが行われた。ただ，そのころからだんだんと寝ている時間が多くなり，ADLが低下していった❶。

　そこで，在宅医と共に今後の療養先や過ごし方の希望について阿部さんに尋ねたところ，「病院に行くと，おいしいものが食べられないし，コーラも止められる。私は死ぬまで好きなものを食べたい。このまま家がいい」と返答があり，看取りを視野に入れ在宅療養を継続していくこととなった。その後，疎遠であった娘Aが阿部さんに会いに来て，娘AがしだいにBさんのこれまでの行いを責めるようになり，介護の中心的役割を担っていたBさんが家を出ていってしまった。

　娘Aは，「私には仕事もあるし，このまま家で看取るなんて無理です」と強く訴え，入院を希望した❷。阿部さんからはとくに何の訴えもなく，これまでBさんを中心に，阿部さんの気持ちに添って在宅療養を支えてきた姪夫婦や看護師は混乱した❸。しかし，その後，阿部さんや娘Aの思いを知る機会を得て，家族関係を見守りながらケアを進めていくなかで，阿部さんが「入院したくない」と訴え，最終的には24時間対応のヘルパーなどを導入しながら，阿部さんは自宅で息を引き取った❹。

訪問看護師がケアで困った場面

1 キーパーソンは誰？

　阿部さんは自立心が強く，これまでの療養生活や治療の意思決定などは自分で行ってきた．姪夫婦が，さまざまな契約の保証人にはなっていたが，阿部さんは病気の詳細や自らの意向などは姪夫婦に話しておらず，姪夫婦も「私たちに聞かれてもわからない」と訴えていた．

　訪問看護時には，姪夫婦は同席しないことがほとんどで，Bさんも仕事で不在が多かった．今後，病状が進んでいったときに，一緒に阿部さんの意向を尊重しながら意思決定していく家族は誰なのか，キーパーソンの存在が不明であった．

2 いきなり現れた娘Aへの対応は？

　訪問看護を開始して4カ月ころ，阿部さんがいきなり「娘に会いたい」と訴え，姪夫婦が娘Aに連絡をとって，娘Aが見舞いに来た．その後，娘Aは「父の介護をしたい」と阿部さん宅に住むようになった．病状説明やケアの相談はすべて娘である自分を通してほしいと，在宅医や訪問看護師に希望してきた．

　娘Aはしだいに，Bさんにつらい態度で接するようになり，「こんなに痛いのは今までの介護が悪いからだ」「家の中のものをBさんが盗んでいるのではないか」などと言うことを繰り返し，最終的にはBさんは家を出ていってしまった．娘Aは訪問看護の回数を減らし，阿部さんの希望で行っていた免疫療法も断り，入院をさせてほしいと希望した．

3 阿部さんの考えがつかめない．阿部さんのニーズは何？

　娘Aが現れる前はBさんと一緒に今後の意向確認などを進めていたが，娘Aが来てから阿部さんは寝たきり・傾眠傾向で，相談をもちかけても，「痛い，痛い」「うるさい」「1人にしてくれ」と声を荒らげ阿部さんの考えがつかめなくなった．

　娘Aが財産管理も含め家のことを取り仕切っている状態に対し，阿部さんの思いがわからないもどかしさとともに，姪夫婦や看護師のなかに，Bさんに戻ってきてもらわなくてよいのかという気持ちと，娘Aへの陰性感情が生じていた．

4 阿部さんを取り巻く家族の関係がつかめず，全体像がみえない

　訪問看護時に家族と接する機会がほとんどなく，それぞれがどのような考えを抱いているのか不明だった．結果として，阿部さんのケアを中心となって引き受けていたBさんが家を出てしまい，看護としてのケア・かかわりに関して家族にどのようにかかわっていけばよいのか悩んだ．

困りごとから患者のニーズを知り，ケアを考える

1 キーパーソンは状況に応じて変化する。まずは阿部さんの意向を尋ね，選択してもらう

　看護師は患者のアドボケイトとして，患者の権利を守っていく義務があり，患者の自己決定を支えていく必要がある。まずは阿部さんにキーパーソンについて尋ね，阿部さんから買い物や物品のことは姪夫婦，身体面やケアのことは自分かBさん，お金のことは自分に相談してほしいと返答があった。今後，阿部さんの意思決定が困難になったときへの対応には返答がなかったため，そのときの状況に応じて家族に相談することになるであろうことを伝え，無理強いすることは控えた。

2 家族関係を見守りつつ，訪問看護に期待されていることに集中してかかわる

　Bさんが家を出，娘Aが家のことを取り仕切る形となったが，阿部さんは黙認していた。阿部さんに，「ケアについては娘さんと相談することにしますね」「何か看護に希望することがありますか？」と尋ねると，「わかった」「大丈夫」とのことだった。Bさんや娘Aのことに関して阿部さんは口を閉ざしていた。看護師は阿部さんからの訴えを待つ姿勢で臨むようにし，看護師のほうから家族関係について深く尋ねることは控えた。

　娘Aは，訪問看護師がBさんと相談しながら立てた訪問スケジュールに不快感をもっており，訪問看護を減らすことを希望したが，身体面の管理など看護が必要と思われる部分を伝え，検討をお願いした。娘Aと話し合いの結果，ストーマ管理を含む排泄ケアや症状マネジメントなど，週2回の訪問看護を実施し，不足部分は娘Aの介護協力を得ることとなった。訪問看護師は娘Aの行動を見守りつつ，労をねぎらい，娘Aの介護に対する相談にのるなかで，少しずつ娘Aの思いを確認していった。

3 家族にしかわからない歴史や思いがある。家族関係については状況に従い，肯定も否定もしない

　阿部さんは，ケア中に「ありがとう。君たちにも迷惑をかけているね。娘には父親らしいことは何もできていない。せめて好きなようにさせてあげてほしい」とぼそっと訴えた。看護師は阿部さんの手を握り「わかりました」とうなずき，阿部さんの言葉を受け入れた。

　娘Aも「いきなり現れて，ひどい娘だと思ってますよね。父は仕事仕事，お金お金って，父親らしいことは何もしてくれなかった。私の母親にもひどいことをした。私に文句を言える立場ではない」と涙を流し，これまでの父親との関係について語った。看護師はそばに寄り添い，娘Aが自分の気持ちを整理できるよう，娘Aの話に耳を傾けた。

❹ 皆で情報共有しながら，目標を定めてケアを進めていく

姪夫婦は阿部さんの疼痛時の対応などへの不安が強く，訪問看護時に玄関先などで簡単な情報交換をした。そのなかで少しずつ，家族関係などの情報収集を行った。Ｂさんとは直接会える機会が少なかったため，連絡ノートをつくって情報交換をさせてもらった。

終末期に入り，阿部さんが激痛を訴えたとき，「入院しますか」と尋ねると，首を横に振り「行かない。Ｂさんは？」と返答があった。そばで入院を勧める娘Ａに，「入院はしない」と阿部さんが怒鳴り，本人の意向を皆でくみ取り，在宅看取りへの決心につながった。阿部さんの希望をかなえてあげたいと姪夫婦がＢさんに連絡をとり，娘Ａの不在時に会えるようにしていた。娘Ａも反対することなく，黙認していた。娘Ａは自宅で看取ることや介護への不安が強かったため，阿部さんの承諾も得て，24時間ヘルパーを導入した。娘Ａを中心にさまざまなことが決められ，看取りへの体制が整えられていった。最終的には娘Ａの見守るなか，息を引き取った。娘Ａは「お父さん，ごめんね。ありがとう」と涙を流し，しばらく阿部さんのそばから動こうとしなかった。

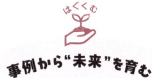

事例から"未来"を育む

☑ **家族関係が複雑な場合，キーパーソンは誰にすればよいのか？**
患者の意向を確認し，患者に選択してもらう。また状況に応じてキーパーソンをとらえていく。

☑ **今まで疎遠であった家族がいきなり現れ，さまざまな変更を希望してくるときの対応は？**
家族の言動の背景にあるものの理解に努めながら，ケア環境を調整していく。また，家族が本人の意向を確認できる機会をつくっていく。

☑ **家族関係のなかで，患者のニーズが不明な場合の対応は？**
これまでの家族の歴史のなかで培われた，患者・家族それぞれの考えを受け止める。話したいときに話せる環境を整え，看護師の価値観を押しつけないように注意を払う。

（田代真理）

column コミュニケーションがスピリチュアルペインのケアになる

　命を脅かす病気が判明したとき，死が近づいてきたときなど，答えの出ない問いを尋ねられ，固まってしまったことはないだろうか。相手は答えを求めて問うてきたか？　聞かれると何かを返さねばならぬと思ってしまう私たち…。答えの出ない問い＝スピリチュアルペインと考えられる。

　スピリチュアルペインは「人生の意味や目的の喪失，衰弱による活動の低下や依存の増大，自己や人生に対するコントロール感の喪失や不確実性，孤独や希望のなさ，死への不安などの状況における自己の有り様が肯定できない状況が継続するときに生じる苦痛」と山崎[1]は定義し，「すべての人は生まれて死ぬまで他者との関係性のなかで生き，他者との関係性を通して自己を認識している」と述べている。また，「苦しい思いを語り尽くす，語り尽くす過程で自己の思いが明確になり，苦しい事柄の意味の変容が始まり，新しい意味に出会う」と佐藤[1]は述べている。とすれば，その過程にコミュニケーションは必須であり，いかにコミュニケーションをとれているかによって私たちは相手のスピリチュアルペインを少しでも和らげるためのケアができる。つまり，コミュニケーションはスピリチュアルペインのケアなのである。

　私たちはコミュニケーションもスキル（技術）と認識し，良好なコミュニケーションをとるために訓練をする必要が求められる。何事も打率を上げるためには練習が大事である。患者のそばに居続ける気持ちだけでなく，スキルとしての力もつけたいものである。

文　献
1）日本死の臨床研究会教育研修委員会・編：死の臨床に活かすコミュニケーション．日本死の臨床研究会，2019年，pp58-65．

（倉持雅代）

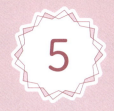

5 療養の場の特色をどのように生かし，看取るか

> はじめに

　療養の場はさまざまな事情・状況によって選択されている。その事情や状況の変化によって，柔軟に療養の場を変えることができる自由度が，地域のなかで確保されることが望ましいが，思うほど簡単なことではない。居心地では自宅に勝るものはないかもしれないが，介護力の問題や医療支援体制を整えるにあたっては，地域の医療資源に左右される。

　急性期病院は基本的には治療の場であるため，療養目的での入院はできない。療養型病院や老人福祉施設などでは医療依存度によっては対応できないこともあり，途中で療養の場の変更を強いられることもある。がん患者では選択肢の1つである緩和ケア病棟も，待機期間や入院要件があるがゆえに敷居が高くなっているようである。患者にとって変化に応じた自由度の高い療養を実現するためには，それぞれの施設でどのような工夫や努力が必要だろうか。

　特別養護老人ホームと緩和ケア病棟を行き来することになった事例を，緩和ケア病棟側から振り返る視点で考える。

 事例を理解する視点

- 症状（下血）がある≠苦痛がある
  ⇒症状があることと苦痛があることはイコールではない
- 何のために治療や処置をするのか
- 自施設の特徴をふまえての施設間コミュニケーションはどうあればよいのか

 事例から学ぶトピック・ニーズ

疾患由来の出血，介護施設での緩和ケアの理解，他施設とのコミュニケーション

事例紹介

◆ 石川さん：90代，女性，夫と共に特別養護老人ホームに入所

経 過

　1年前の8月に下血で受診して直腸がんの診断があったが，高齢を理由に侵襲的な治療を本人も家族も望まなかった。時折の下血以外には症状や苦痛はなかったが，いずれ苦痛症状の緩和が必要になったときのために，翌年1月になって緩和ケア病棟をもつ市内病院の緩和ケア内科外来に紹介され，経過観察の定期通院を継続している。

生活状況

　寝たきりになっている夫とホームの居室で2人暮らしである。石川さんは要介護3の認定を受けており，室外移動や清潔保持，家事全般に支援は必要だが，居室内であれば手すりなどを利用して，おおむね1人で移動ができる状態である。わがままでさびしがり屋の夫の世話が，石川さんの生きがいとなっている。また，年齢相応の物忘れや失見当識はあるが，生活には大きな問題はなく，認知症を患う夫にも優しく接し，夫婦仲は大変によい。

身体状況

【食　事】
　軟らかく調理したものであれば普通食が食べられ，家族が差し入れるタコ焼きが大好物。

【処　方】
　腹痛時にカロナール®（200mg）1回2錠。

家族状況

　石川さんは90代の女性で，少し年長の夫と共に特別養護老人ホーム（以下，ホーム）に入所している。
　それぞれに家庭を築いている娘が3人（近隣の県）おり，市内に暮らす長女がキーパーソンとなる。長女は週2回程度，ほかの娘たちも毎月数回はホームに両親を見舞っている。

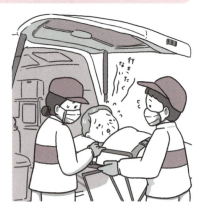

Ⅴ

経過の見える化

診断
直腸がんの診断
無治療選択
→
診断から3カ月
緩和ケア外来
初診
→
診断から1年
下血で緩和ケア
病棟に緊急入院
→
退院から3日後
下血で再入院
→
初回入院から4カ月
(診断から1年4カ月)
下血で再入院

石川さんの療養経過

　診断から1年が経過したある日，「いつもより多めの下血があったので救急搬送したい」とホームの看護師から緩和ケア病棟に連絡があり緊急入院となった。石川さんの意識は清明で，自室内での歩行も可能で，痛みなどの不快な自覚症状もなかった。入院後の排便でも付着程度の出血を認めるだけで，石川さんはホームの同室で暮らしている夫が「心配するから」と退院したいと訴え❸，家族も同意したため1泊2日でホームに退院した。

　退院から3日後に，また尿パッド一面の下血があり，緩和ケア病棟に再入院となった。このときも初回入院時と同様であったため，石川さんは退院したいと訴えた。キーパーソンである長女も，石川さんの表情はホームで夫と過ごしているときのほうが生き生きしているからと，退院には賛成した。下血について緩和ケア科医師は，腫瘍由来で避けがたく，大量に下血すれば止血はできないだろうが，石川さんに苦痛がないのであれば，そのまま看取ることもできるのではないかと考え，長女の考えを確認した。

　長女は，診断後に治療を選択しなかった時点で，下血については説明を受けており，石川さんに苦痛がないことを優先して，可能なかぎり現在の生活を継続させたいと考えていた。石川さんと家族の希望をふまえてホームに退院する旨を連絡すると，ホームの看護師は，下血時には苦痛表情があったこと，易出血性の状態は変わらないから入院継続が望ましいとの意見で，受け入れには難色を示した。そのため，緩和ケア科医師よりホームに訪問診療している主治医に連絡して状況を説明し，下血時の対応についてホームとの連絡調整を依頼して，石川さんは退院できることになった。

　退院後は毎月，緩和ケア内科外来に通院して経過観察しており，時折少量の下血はあったが，これまでどおりの生活ができていた。外来時，ホームの看護師から「下血が多くなればすぐに救急車で緩和ケア病棟に搬送する」，訪問診療医から「ホームではがん患者の看取りができない」といわれていることが，やや困惑気味に長女より話があった。

　緩和ケア病棟の初回入院から4カ月後，また下血で緩和ケア病棟に救急搬送された石川さんは，やはり苦痛症状もなく「帰りたい」と訴えた。

病院看護師がケアで困った場面

❶ 石川さんにとっての苦痛を知ること

　ホームの看護師からは初回も，石川さんが下血時につらそうな表情をしていると報告が

5 療養の場の特色をどのように生かし，看取るか

あった。ホームでは，尿パッド一面であったり，着衣に漏れ出たりなど出血量も少なくなかったようなので，下血前後では腹痛など不快な苦痛症状はあったようだが，入院後まで苦痛が残存しなかったこともあり，慢性痛として鎮痛薬を定時投与する必要はないと考えた。それでも経口摂取が進まないことは，苦痛の存在を示している可能性もあったし，排便時など腫瘍刺激のリスクであり痛むのではないかと考え，チームメンバーで観察評価を中心に意識的に実施した。結果，問診や腹部触診でも，排泄介助の際にも苦痛がないか見守って確認してみたが，入院中は身体的な衰えを愚痴として語ることはあっても，石川さんが苦痛を訴えることはなかった。

2 治療や処置は必要なのか？（死ぬこと，下血の意味）

入退院時の情報交換から，ホームの看護師は，下血のコントロールや貧血補正，経口摂取不良の改善など，何らかの医療処置を病院（緩和ケア病棟）に期待しているようであった。治療や処置は，改善やコントロールを意図して行われるものだが，そもそも石川さんの下血は止血可能なものではなく，観血的な治療はもちろん行うことができないとして，止血薬なども効果を示さないと考えた。また，貧血は緩やかな進行でホーム契約の訪問診療医が処方する鉄剤を服用していたこともあり，速やかな退院を希望しているなかで入院期間を延長してまで輸血すべきとは考えられなかった。そうした判断とその意図は，家族とも共有したうえでホームや訪問診療医にも書面や電話を通じて伝えるようにした。

3 「お父さんのいるところに帰りたい」

緩和ケア病棟に入院するたびに石川さんは退院したいと訴えた。失見当識はあったが不穏やせん妄ということはなく，毎回「お父さんが心配するから…」「私がいないと困ると思う」「つらいところはないし，どうしてここにいるのかわからない」と話し，半世紀を超えて連れ添った伴侶を思う気持ちが表現された訴えであると考えられた。個を最大限に尊重することを旨とする緩和ケア病棟であるから，家族の意向も確認したうえで患者の希望に従って退院を了承し，長女からホームに退院することを連絡してもらっていたが，受け入れ先であるホーム側は，下血の問題が解決していないことで今後の介護に支障があるとして難色を示した。長女は，患者を自分たち家族が直接介護するわけではないという遠慮もあって，この状況には困り果てていた。退院（ホームでの受け入れ）を可能にするためには毎回，治療・処置についての緩和ケア病棟としての姿勢を，緩和ケア内科医からホーム側に伝えた。

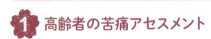

困りごとから患者のニーズを知り，ケアを考える

1 高齢者の苦痛アセスメント

高齢者は病態からの典型的な症状がない（訴えない）ことも多く[1]，自発的な訴えがなく

ともつらさを抱えていることがある。そのため身体的なアセスメントは，病変の状態や病態から推測し，具体的で意図的な問診や観察による評価をする必要がある。石川さんの直腸がんは内肛門括約筋のすぐ上部にあり，便塊が腫瘍を擦って排泄されるが，それによる痛みの誘発は考えられない。ただし，便塊が大量だったり硬くなると，強い腸管蠕動によって痛みを伴ったり，大量下血を誘発することもあるため，便秘せずに軟らかめの便性を保てるように，塩類下剤などを用いて排便コントロールに努める必要がある。

❷ 治療や処置の必要性

　エンド・オブ・ライフ期では，それまで継続的に，あるいは当たり前に行ってきた治療や処置も見直す必要がある。その際に必要な思考は，それが何を目的として，どんな理由で行われるものなのか，そしてそれは妥当な判断であるかといったものである。
　石川さんの場合でいえば，止血処置や輸血の必要性を考えるためには，避けがたく止血困難とされる下血があるという事実をどうとらえるか，さらには看取りまでの日々の過ごし方について石川さんや家族にはどのような意向があるのかということである。石川さんの場合，苦痛がないのであれば下血することは避けられないものとして受け入れ，お迎え（死ぬとき）までそれまでどおりの生活を継続したいといった意向が確認できていた。こうした意向を確認するプロセスをアドバンス・ケア・プランニング（ACP）といい，確認された意向はアドバンス・ディレクティブ（事前指示）とかリビングウィルなどというが，

---

column

意思決定支援は日頃のコミュニケーションが肝

　日頃，患者さん（療養者）とどれだけ話をしているだろうか。
　「今日の具合はどうですか？」「痛みはどうですか？」「吐き気はどうですか？」。病気や症状のことだけ聞いてはいないだろうか。
　ACPだといって，何を聞き何を決めているのだろうか。DNAR？ 自宅看取り？ キーパーソン＝代理意思決定者は誰？ 本人の希望確認は取っている？ 本人は病気のことをどれだけ理解しているのだろうか。自分の身体のことを理解せずに意思決定ができるのだろうか。
　自分の状況を正しく理解していないまま，意思をちゃんと表示できていないまま，もしも本人が自分の意思を伝えられない状況になってしまったとしたら，もしものことを決定しなければならないのは代理意思決定者となる。このとき大切なのは，代理意思決定者が勝手に決めるのではなく，「本人だったらどうしたいと言っただろうか」と本人に焦点を当てることである。本人だったら…のヒントになるのが，「病気になる前にどんな生活をしていたか」だったり，「病気になってどんな風に考えたか」だったり，「困難なことが起こったときにどんな風に乗り越えたか」「好きなこと，嫌いなこと」などである。これらを雑談しながら聞き取ったり，家族から教えてもらったりすることが大事である。無駄話のなかにたくさんのヒントがあること，一見無駄話に思うことも意図して聞かないと聞き取れなかったり，聞いてきても頭に残っていなかったりすることを日頃から意識しておいてほしい。

（倉持雅代）

これらはケアにかかわるすべての人が共有していなければ，それを支持していくことが困難になることが本事例から明らかである。

3 望む療養の場での生活をかなえるために

　過ごしたいと思う場での生活が困難になったときは，その事情に即して療養の場を変える必要があり，場を移行する際には事情をふまえて施設間（関係者）での情報交換が欠かせない。エンド・オブ・ライフ期では，情報交換は多岐にわたって必要になるが，とかく日々のケアの詳細といった部分の話に終始しがちになる。石川さんの場合も，IADLや症状とその対処法といった共有はできていたが，石川さんの大切にしている価値，現状をふまえて生活や治療や処置を考えているのかといったことについての情報交換が欠けていた。また，それぞれの施設は互いの特徴（基本姿勢の理解，医療や生活支援の体制）について理解しようとする積極的な姿勢（コミュニケーション）が不足していた。

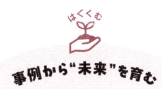

事例から"未来"を育む

● **高齢者の苦痛アセスメント**
症状があっても，必ずしもその症状による苦痛があるとは限らない。むしろ症状があることによって，これまでどおりの生活ができないことにこそ苦痛が生じることもある。また，高齢者は典型的な症状出現がないこともあるので，病態をふまえて意図的な問診や観察を重視したアセスメントを心がける必要がある。

● **治療や処置の必要性**
エンド・オブ・ライフ期には，なぜ・何のために治療や処置をするのかを考える必要がある。たとえそれが継続的に行われてきた治療や処置であっても，今それが必要なのか，当事者はそれ（それがもたらす結果）を望んでいるのかを，今一度見直してみることが大切である。

● **望む療養の場での生活をかなえる**
療養の場を変える必要が生じた際には，施設間（関係者）で，当事者の価値や信念，現状をふまえての意向を共有できるように，コミュニケーションをとる必要がある。また，異なる療養の場の特徴，ケアや医療対応の基本姿勢，介護支援体制などについて，互いに理解しようとする姿勢が求められる。

文献

1）鳥羽研二：在宅医療の体制構築に係る指針．病院 71(3)：190-194，2012．

（柏谷優子）

小児のがん患者，自宅で最期まで家族と一緒に過ごす

> **はじめに**

　小児がんにあらたに罹患する患者数は年間2,000～2,500名であるが，対応できる医療機関が限られている。また，厳しい治療のなかでも子どもたちの生活環境・教育環境をどのように支援するかなど多くの課題を抱えており，がん対策推進基本計画のなかでも，小児へのがん対策の充実が求められている。小児がんのなかでも，リンパ腫などは治療成績がよく長期の予後が期待されるが，脳腫瘍は予後も厳しく，不慮の事故などの病死以外の死因を除けば，小児がんは子どもの死亡原因の1位である。

　大人のがん患者の在宅療養支援もまだまだ進んでいないなかで，小児がんの在宅療養は，さらにさまざまな課題を抱えている。在宅で小児がんに専門的に対応できる診療所や訪問看護ステーションは全国でも限られており，小児専門病院中心のかかわりに偏りやすい。介護保険も利用できず，よりよい療養環境を支える体制は十分とはいえない。こどもホスピスも少なく，きょうだいがいても，入院中は感染管理の点から面会には制限があり，自由に会ったり一緒に遊ぶことも難しい。

　予後が限られた状況でも「家族みんなで一緒に過ごしたい」という基本的でシンプルな願いを，私たちはどのようにしたらかなえることができるだろうか？　リソースや経験が限られたなかでも，小児がん患者や家族の希望を支えるにはどうしたらよいのかを考える。

 事例を理解する視点

- ✓「機嫌よく過ごす」を目標にする
- ✓ 家族の思いをケアにつなげる
- ✓ それぞれの強みを生かし，しっかり組んだ連携を行う

 事例から学ぶトピック・ニーズ

小児看取り，家族ケア，病院と在宅の併診

事例紹介

- 山下あおくん：5歳，男児
- 疾患名：脳幹部神経膠腫

家族状況

社宅で父親，母親，姉（小学2年），弟（1歳）との5人暮らし。

経過

あおくんは4歳の夏ころから急に歩行障害が出現し，近医から小児専門病院を紹介され受診したところ，頭部CTにて脳幹部神経膠腫と診断された。放射線治療や化学療法を行い，症状も改善していた。ところが，翌春に再び歩行障害が進行した。腫瘍の増大，水頭症の悪化があり，パルス療法ののちシャント術を行い退院となる。症状は徐々に進行し，話すことや車椅子に自力で座ることも困難になる。「急変する可能性もあるが，できるだけ家族で一緒に過ごしたい」と在宅での療養を希望し，訪問診療が可能な在宅療養支援診療所を受診した。

経済状況

父親は会社員で，母親は専業主婦である。小児慢性特定疾病の医療助成があり，自己負担額は0円である。

身体状況

自力での坐位・立位ができない。食事は普通食だが飲み込みが悪く小さめにしている。会話はできないが，文字盤でコミュニケーションが取れる。面白いテレビを観たら笑う。右目はしっかり見えるが左目は見えにくい。痛みはなし。急に動かすとめまいや嘔吐がある。

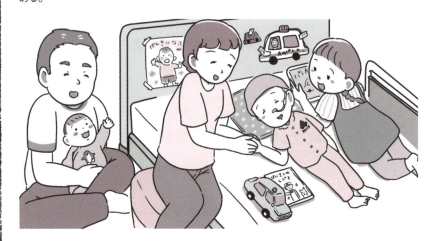

経過の見える化

診断時
歩行障害が出現し、脳幹部神経膠腫と診断。放射線・化学療法実施

診断から約半年
歩行障害が進行、パルス療法で改善

パルス療法から1カ月後
水頭症著明となりシャント術施行

診断から約9カ月後
訪問診療（病院と併診）と訪問看護開始

訪問開始後2週間
高熱が出て経鼻栄養開始。予定を早めて病院受診

訪問開始1カ月後
警察署に行き覆面パトカーに乗れる

訪問開始後約1カ月半（診断を受けて約1年）
在宅看取り

あおくんの療養経過

　ある日病院から、あおくんの対応が可能かどうかの相談があり、何度か連絡をとり合ったのち退院後、本人・両親が在宅療養支援診療所に来院し、面談を行った。父親は「家族5人で一緒に過ごしたいので、家にいたい。何かあったときに往診してもらえる先生を調べてもらってここに来た。病院はいつでも受け入れてくれると言っている。予後はどれくらいかは聞いていない。急変する可能性はあると言われた」と話した。自宅訪問すると、あおくんの部屋には覆面パトカーのミニカーや写真などが多数あり、iPadで覆面パトカーの動画を観たり、アニメを観たりして過ごしていた。母親は、弟の育児とあおくんの世話とのバランスに悩んでいると話してくれた❷。

　訪問開始し半月くらい経った日、朝から熱が38.0℃まで上がり、食事や水分、薬が飲めず、意思疎通のおもちゃも使わないと連絡があり、臨時往診となった。前日に病院を受診しており、採血では炎症反応はなかった。病院側から「食べられなくなったらすぐに来てください」と言われていたが、できるだけ自宅で様子をみたいと希望があった。本人は点滴を嫌がったため解熱効果のある坐薬を使い、経鼻チューブを挿入し、抗菌薬や水分の注入を開始した。翌日には解熱し、右手でバイバイしてくれた。病院側にも報告し、数日後、予定を早めて病院の外来を受診してもらい、今後の対応について病院主治医や看護師と相談してもらうこととした❶・❸。

　あおくんは経口摂取が難しくなったが、経鼻チューブを嫌がらないため、工夫しながら経管栄養を行うようにした。左耳介に発赤があり、地元の福祉用具業者にも相談し、除圧方法を検討した。あおくんを囲んで、姉がおもちゃをみせながらおしゃべりし、和やかに過ごす❶・❷。両親は「吸引器を持って海遊館に行けるかな」などと話していた。父親が休みや勤務時間を調整して、母親の介護のサポートをしていた。父親は「病院では生活が落ち着くまで入院することを勧められたが、病院だとみんなで会いにいけないから寂しいし、家で工夫しながらみんなでいられるほうが安心する。自分が看ていたい、家でみんなで看ていきたいです。ただ、まだ覆面パトカーをみせてあげられていないのが気がかり」と話した❷・❸。

　姉が夏休みに入り、そばで声をかけたり、弟もベッドで一緒にごろごろしたり、あおく

んも目をクリッと開けたりしながら，きょうだいで自然に過ごせていた。汗をよくかくため，頭をあげないように工夫をして母親と一緒にベッド上で洗髪や部分浴を行った❷。

訪問開始して約1カ月後，父親のスケジュールや母親の意向も確認し，警察署に覆面パトカーの見学の依頼をしたところ，快く引き受けてもらうことができ，翌日10時に，看護師が同行のうえで，携帯酸素・吸引器を持参し出かけた。呼吸状態が不安定で，少し嘔吐もあったが，覆面パトカーに乗せてもらうことができた❷。数日後，両親から，「このまま最期まで家で看取りたいと思うが，どのように対応したらよいか」「呼吸がしんどそうだ」と連絡があり，予定時間より早めに訪問し，看取りに向けた話し合いを行った❹。その後も父親が抱っこでお風呂に入れたり，バギーで近くに散歩に出かけたりできていたが，高熱と呼吸状態が悪くなり，訪問開始から約1カ月半（診断を受けてから約1年），家族が見守るなか，自宅で息を引き取った。

家族と一緒にエンゼルケアを行うなかで父親は「最期まで家族一緒に過ごせてよかった。熱が出たのも，ある意味，たくさんあおを抱っこし触れることができた。病気を聞いたときは，怖かった。これからどうなるのか，どうしたらよいのか不安でいっぱいだった。ただ，できるだけ家族みんなで一緒にいたかった。大人だったら自分でどのような最期を迎えたいかを決められるが，それが決められないので，本当にこれでよいのかと悩むこともあった。最期に覆面パトカーを見にいって，乗せてあげられてよかった。あおが頑張ったから，自分たちも頑張れた」と話した。

母親は「私は頑張れていない。あおが頑張った。とてもつらい。いつものように寝ているのに，触ると冷たいの…もうつらくないね。パトカー見にいけてよかったね。お友達とのパーティも楽しかったね，美味しかったね。またあおを囲んで，みんなで楽しく集まろうね」と涙を流しながら，あおくんに絵本を読み聞かせていた。

姉は落ち着いていて「あおはね，大好きなテレビを観ているときに，死んだんだよ。苦しんだりしなかったよ。みんなが一緒にいたよ」と言ってくれた。

訪問看護師がケアで困った場面

❶ 本人・家族の意向を尊重しつつ症状緩和，環境調整をどのようにしていくか？

あおくんは頭部を高くすると嘔吐やめまいがあるため，できるだけ頭をあげない姿勢を保つ必要があった。そのため，ギャッジアップをせずに食事や飲水をしていたが，徐々に嚥下機能が低下しており，誤嚥のリスクが高かった。発熱があるとさらに食事や水分摂取ができなくなったが，点滴をとても嫌がった。投薬や水分，栄養補給をどのように行うかで医師も看護師も悩んだ。

あおくんの調子がよいときは父親が抱きかかえてお風呂に入れることができたが，夏場でもあり，腫瘍による高熱がたびたびあって汗も多かった。調子が悪いときや父親に頼れないときに，母親はケアをしてあげたいが不安も強く，頭をあげずにどのように対応するか，母親の気持ちに配慮しつつケアの工夫や支援が必要だった。

2 本人・家族の望む生活をどのように支援するか?

　あおくんは言葉が話せなくなり,文字盤でコミュニケーションをとっていたが,発熱や調子の悪いときは利用することができなかった。本人のニーズや希望をどのようにくみ取るのかに関しては,両親とのコミュニケーションを丁寧に行う必要があった。

　母親は予後の厳しいあおくんに対し,できるだけしっかりと看てあげたいと願う一方で,1歳の弟は伝い歩きの状態で目が離せず,一時保育に預けたほうがよいのかどうか,さらに上の姉にも十分にかかわれないことなどを悩んでいた。できるだけあおくんの世話をしたい母親の思いを尊重し,看護師が母親からあおくんのケアを取り上げてしまわないように,しかし介護負担を減らすには,どのようにバランスをとればよいのかに苦慮した。

　あおくんが療養のなかでも子どもらしい楽しみをもち,また姉弟一緒に過ごせるようにするためには,病状管理以外にどのような支援ができればよいのか考えさせられた。あおくんは覆面パトカーが大好きで,父親はあおくんを覆面パトカーに乗せてあげたいと思っていたが,病状に配慮しつつ,どのように実現できるかに悩んだ。

3 小児の対応経験が少ない在宅チームで,どのように病状管理やケアを行っていくか?

　担当医は成人の消化器内科が専門であり,これまで小児への対応は数例行っていたが,小児がんの患者は初めてであった。また,訪問看護師もあまり小児のケースにかかわっていない状況で,小児の病状管理や療養支援について不安もあった。一方,病院側は在宅療養のノウハウがわからず,つい入院を勧めてしまうが,家族は在宅継続を希望され,対応に戸惑っていた。

　あおくんは同一体位で過ごすことが多く,耳介に発赤ができることもあったが,介護保険が利用できないため,福祉用具などのレンタルができない。また成人用ではサイズが合わないため,同一体位での安楽保持が必要な状態のあおくんに対し,どのように褥瘡予防や苦痛軽減,安楽な環境を整えることができるか悩んだ。

4 在宅看取りに向けて,両親や姉弟をどのように支援していくか?

　大人のがん患者とは経過も異なり,予後が予測しにくく,急変のリスクも高いなかで,どのようなタイミングで看取りに向けた介入をしていけばよいのか迷った。あおくんの予後が厳しいことはわかっていても,母親として「たとえ手足が動かなくなっても,ちょっとでも生きていてほしい」と願う心情に配慮しつつ,バッドニュースであるあおくんの死についてどのように話し合うかに苦慮した。

　小学2年生の姉に,あおくんの病状や死についてどのように伝えるか,最期まで一緒に過ごせるようにどのような声かけや場づくりができればよいか悩んだ。

困りごとから患者のニーズを知り，ケアを考える

1　本人が楽に過ごせるようケア方法を工夫し，母親と一緒に取り組む

　高熱が出て経口摂取ができなくなったときも，家族は病院受診を希望しなかったため，病院側とも相談し，一時的に経鼻で細いチューブを留置し，抗菌薬や水分などの投与を行った。初めは違和感がある様子だったが，薬が入ると身体が楽になり，注入時にごく少量を口の中に入れると，味を楽しみお腹も満たされるため，チューブを嫌がらなくなった。チューブの固定テープに父親がパトカーの絵を描くと，あおくんは喜んだ。栄養剤の投与方法についても母親と相談しながらいろいろと試し，ゆっくり滴下することで，頭をあげなくても嘔吐せずに注入できるようになった。

　成人用の紙オムツやビニールを敷き，ペットボトルでお湯をかけ，頭をあげないままでも手早く髪を洗えるようにした。あおくんも気持ちよさそうで母親はとても喜び，メモを取ったり写真を撮ったりしていた。嘔吐や発熱時の対処方法について，いくつかの方法を提案し，状況に応じて両親が対応しやすいようにした。

2　その時々の両親の介護負担や思いをきめ細かくアセスメントし，臨機応変にかかわる

　訪問の際には両親の思いを丁寧に傾聴し，そのときにどうすればあおくんが楽に過ごせるか・喜ぶかを一緒に考えながら，具体的な方法や情報提供をするようにした。

　訪問時に姉弟にもかかわるようにし，調子のよいときは，あおくんをゆっくりバギーに乗せ，看護師が付き添い，弟も一緒に近所に電車を見に出かけた。姉と一緒にあおくんにおもちゃを見せるなど，遊びながら気をつける点などを伝えたり，姉が心配していることなどがないかを尋ねるようにした。

　覆面パトカーについては，父親の仕事の都合を確認し，担当地区の警察署に相談したところ，快く了解が得られた。当日は看護師2名が同行し，家族みんなで警察署に出かけ，あおくんは覆面パトカーや白バイなどに乗ることができた。あおくんは目をパチパチさせ一生懸命声を出して，嬉しそうな様子で，それを見た両親は涙を流していた。

3　タイムリーにマメに連絡をとり，連携を密に図る

　在宅療養支援診療所の医師が直接，病院主治医に会いにいき，今後の対応などを話し合った。病院側の看護師にも在宅に出向いてもらうことができ，課題の共有や連絡方法などを確認した。

　あおくんや家族の思いをできるだけ尊重してかかわれるよう，困ったときはその場ですぐに連絡をとり合ったり，外来受診前に電話で申し送りを行い，役割を分担しながらかかわるようにした。環境調整に必要な福祉用具やアイデアについては，地域のケアマネジャーや福祉用具の業者に相談し，活用できそうな地域リソースの情報をもらうようにした。

❹ 在宅看取りに向けてタイミングよく丁寧にかかわる

　あおくんの病状変化と家族の不安の様子をみながら，父親も家にいるときに合わせて，今後のことについて相談しておきたいと伝えて訪問した。まず，今の病状をどのように感じているのか，これからどうしていきたいのかなどの思いを傾聴し，これまでの熱心な介護をねぎらった。姉もいたため，「死」という言葉を使わずに，「いよいよのとき」「お別れのとき」といった表現を使うなど，言葉の表現にも配慮しながら，連絡方法や対処方法などを説明した。

　懸命に生きようとしているあおくんをどのように支えていけばよいか，どうすればあおくんが楽になったり，喜んだりするのかを考えながら，今後もケアを工夫しながら一緒に行っていくこと，不安なときはいつでも連絡してよいことを伝えた。

事例から"未来"を育む

☑ 「機嫌よく過ごす」を目標にする
症状緩和・生活支援は本人の希望や生活を軸に対応する。とくに小児の場合，大人のようにつらさをうまく表現ができなかったり，あるいは大人の顔色をみて過ごしたりすることもある。つらい病気をもちながらも子どもとして「ふつうの暮らし」ができることが大切である。

☑ 家族の思いをケアにつなげる
両親の希望や揺れる思いに寄り添う。わが子が自分より先に旅立つということは，非常に切ない思いを抱えて子どものケアに当たっている。子どもの前でどれほどつらい気持ちを押し殺していることだろう。看護師は親のつらい気持ちを受け止め，親がわが子のためにやりたいこと・やれることを一緒に考えて支え，ケアの指導をしていく役割がある。

☑ それぞれの強みを生かし，しっかり組んだ連携を行う
「病気だからやれない・できない」とあきらめず，どうしたらできるか情報を集め，連絡をしっかりとる。それが本人や家族の喜びにつながり，亡くなった後のグリーフにもつながる。

（宇野さつき）

column 小児患者の経済支援

　小児慢性特定疾病の医療費助成は，18歳未満の児童などを対象に，医療費の自己負担分の一部を都道府県などと国が1/2ずつ負担し，補助される。2014（平成26）年に児童福祉法の一部改正に伴って見直しが行われた。

　小児慢性特定疾病はがんなどの悪性新生物，慢性腎疾患，慢性呼吸器疾患，神経・筋疾患など，大分類でも270を超える疾患が対象となっている。重症患者認定基準もあり，自己負担額がさらに軽減される場合がある。18歳以降も引き続き治療が必要と認められた場合は20歳未満でも対象となる。手続きは，指定医療機関を受診し，医療意見書と医療受給者申請書を都道府県や指定都市，中核市の窓口に提出し，審査を受けることになる。

　各都道府県および市町村には子どもの医療費助成制度が設けられているが，所得制限の有無や自己負担額の基準，対象の幅も就学前～22歳までと地域差がかなりある。身体障害者手帳の認定は一般的に3歳以上となっており，障害児福祉手当〔15,690円/月：2024（令和6）年4月現在〕も所得制限がある。

　年齢や所得，地域によって支援体制が複雑ななかで，病気や障害をもつ子どもたちが安心して地域で暮らせるためには，生活支援体制や就学支援なども含めて地域のリソースをうまく活用できるよう，専門病院や行政も含めた多職種間の連携・調整が重要になる。　　（宇野さつき）

《制作スタッフ》
カバー・表紙デザイン　　mio
本文デザイン　　　　　　mio
イラスト　　　　　　　　はやしろみ

JCOPY 〈(社)出版者著作権管理機構 委託出版物〉

　本書の無断複写は著作権法上での例外を除き禁じられています。
複写される場合は，そのつど事前に，下記の許諾を得てください。
(社)出版者著作権管理機構
TEL. 03-5244-5088　FAX. 03-5244-5089　e-mail：info@jcopy.or.jp

アプローチのヒントがみえる
病院と地域をつなぐ 在宅がん看護事例集

定価（本体価格 3,000 円＋税）

2025 年 3 月 1 日　　第 1 版第 1 刷発行

編　著　　宇野　さつき
発行者　　長谷川　潤
発行所　　株式会社　へるす出版
　　　　　〒164-0001　東京都中野区中野 2-2-3
　　　　　☎（03）3384-8035〈販売〉
　　　　　　（03）3384-8155〈編集〉
　　　　　振替 00180-7-175971
　　　　　https://www.herusu-shuppan.co.jp
印刷所　　広研印刷株式会社

〈検印省略〉

Ⓒ Satsuki Uno, 2025 Printed in Japan
落丁本，乱丁本はお取り替えいたします．
ISBN 978-4-86719-111-8